Livre de bord
de la douleur

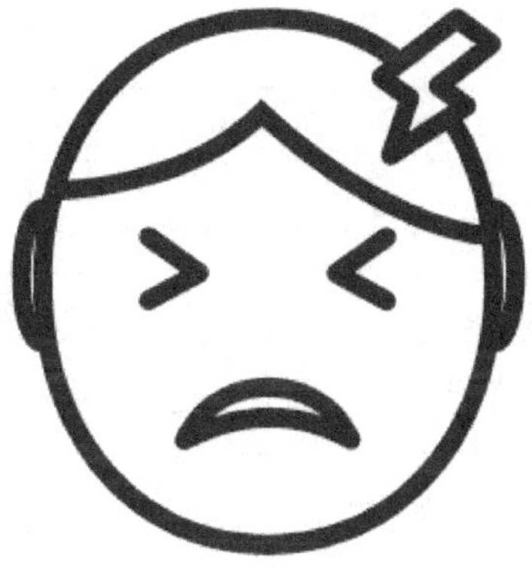

Ce livre fait partie de:

Ce livre de bord permet d'enregistrer les dates, l'énergie, l'activité, le sommeil, les niveaux/la zone de douleur, les repas et bien d'autres choses utiles.

Livre de bord de la douleur

Data :-		Lun	Mar	Mer	Jeu	Ven	Sam	Dim

Zone de douleur

L'énergie
☆ ☆ ☆ ☆ ☆

Activité
☆ ☆ ☆ ☆ ☆

Sommeil
☆ ☆ ☆ ☆ ☆

Début	Fin		Emplacement du corps	
Durée			Devant	Derrière
			Gauche	Droite

Sévérité

1	2	3	4	5	6	7	8	9	10

Début	Fin		Emplacement du corps	
Durée			Devant	Derrière
			Gauche	Droite

Sévérité

1	2	3	4	5	6	7	8	9	10

Début	Fin		Emplacement du corps	
Durée			Devant	Derrière
			Gauche	Droite

Sévérité

1	2	3	4	5	6	7	8	9	10

Autres symptômes	Déclencheurs	Mesures d'aide

Commentaires

Livre de bord de la douleur

Data :-		Lun	Mar	Mer	Jeu	Ven	Sam	Dim

Zone de douleur

Début	Fin

Durée

Emplacement du corps

Devant	Derrière
Gauche	Droite

Sévérité

1	2	3	4	5	6	7	8	9	10

Début	Fin

Durée

Emplacement du corps

Devant	Derrière
Gauche	Droite

Sévérité

1	2	3	4	5	6	7	8	9	10

Début	Fin

Durée

Emplacement du corps

Devant	Derrière
Gauche	Droite

Sévérité

1	2	3	4	5	6	7	8	9	10

L'énergie

☆ ☆ ☆ ☆ ☆

Activité

☆ ☆ ☆ ☆ ☆

Sommeil

☆ ☆ ☆ ☆ ☆

Autres symptômes	Déclencheurs	Mesures d'aide

Commentaires

Livre de bord de la douleur

Data :-		Lun	Mar	Mer	Jeu	Ven	Sam	Dim

Zone de douleur

Début	Fin
Durée	

Emplacement du corps

Devant	Derrière
Gauche	Droite

Sévérité

1	2	3	4	5	6	7	8	9	10

Début	Fin
Durée	

Emplacement du corps

Devant	Derrière
Gauche	Droite

Sévérité

1	2	3	4	5	6	7	8	9	10

Début	Fin
Durée	

Emplacement du corps

Devant	Derrière
Gauche	Droite

Sévérité

1	2	3	4	5	6	7	8	9	10

L'énergie

☆ ☆ ☆ ☆ ☆

Activité

☆ ☆ ☆ ☆ ☆

Sommeil

☆ ☆ ☆ ☆ ☆

Autres symptômes	Déclencheurs	Mesures d'aide

Commentaires

Livre de bord de la douleur

Data :-		Lun	Mar	Mer	Jeu	Ven	Sam	Dim

Zone de douleur

Début	Fin
Durée	

Emplacement du corps	
Devant	Derrière
Gauche	Droite

Sévérité

1	2	3	4	5	6	7	8	9	10

Début	Fin
Durée	

Emplacement du corps	
Devant	Derrière
Gauche	Droite

Sévérité

1	2	3	4	5	6	7	8	9	10

Début	Fin
Durée	

Emplacement du corps	
Devant	Derrière
Gauche	Droite

Sévérité

1	2	3	4	5	6	7	8	9	10

L'énergie

☆ ☆ ☆ ☆ ☆

Activité

☆ ☆ ☆ ☆ ☆

Sommeil

☆ ☆ ☆ ☆ ☆

Autres symptômes	Déclencheurs	Mesures d'aide

Commentaires

Livre de bord de la douleur

Data :-		Lun	Mar	Mer	Jeu	Ven	Sam	Dim

Zone de douleur

Début	Fin

Durée

Emplacement du corps

Devant	Derrière
Gauche	Droite

Sévérité

1	2	3	4	5	6	7	8	9	10

Début	Fin

Durée

Emplacement du corps

Devant	Derrière
Gauche	Droite

Sévérité

1	2	3	4	5	6	7	8	9	10

Début	Fin

Durée

Emplacement du corps

Devant	Derrière
Gauche	Droite

Sévérité

1	2	3	4	5	6	7	8	9	10

L'énergie

☆ ☆ ☆ ☆ ☆

Activité

☆ ☆ ☆ ☆ ☆

Sommeil

☆ ☆ ☆ ☆ ☆

Autres symptômes	Déclencheurs	Mesures d'aide

Commentaires

Livre de bord de la douleur

Data :-		Lun	Mar	Mer	Jeu	Ven	Sam	Dim

Zone de douleur

Début	Fin
Durée	

Emplacement du corps	
Devant	Derrière
Gauche	Droite

Sévérité

1	2	3	4	5	6	7	8	9	10

Début	Fin
Durée	

Emplacement du corps	
Devant	Derrière
Gauche	Droite

Sévérité

1	2	3	4	5	6	7	8	9	10

Début	Fin
Durée	

Emplacement du corps	
Devant	Derrière
Gauche	Droite

Sévérité

1	2	3	4	5	6	7	8	9	10

L'énergie

☆ ☆ ☆ ☆ ☆

Activité

☆ ☆ ☆ ☆ ☆

Sommeil

☆ ☆ ☆ ☆ ☆

Autres symptômes	Déclencheurs	Mesures d'aide

Commentaires

Livre de bord de la douleur

Data :-		Lun	Mar	Mer	Jeu	Ven	Sam	Dim

Zone de douleur

Début	Fin
Durée	

Emplacement du corps

Devant	Derrière
Gauche	Droite

Sévérité

1	2	3	4	5	6	7	8	9	10

Début	Fin
Durée	

Emplacement du corps

Devant	Derrière
Gauche	Droite

Sévérité

1	2	3	4	5	6	7	8	9	10

Début	Fin
Durée	

Emplacement du corps

Devant	Derrière
Gauche	Droite

Sévérité

1	2	3	4	5	6	7	8	9	10

L'énergie

☆ ☆ ☆ ☆ ☆

Activité

☆ ☆ ☆ ☆ ☆

Sommeil

☆ ☆ ☆ ☆ ☆

Autres symptômes	Déclencheurs	Mesures d'aide

Commentaires

Livre de bord de la douleur

Data :-	Lun	Mar	Mer	Jeu	Ven	Sam	Dim

Zone de douleur

Début	Fin
Durée	

Emplacement du corps	
Devant	Derrière
Gauche	**Droite**

Sévérité

1	2	3	4	5	6	7	8	9	10

Début	Fin
Durée	

Emplacement du corps	
Devant	Derrière
Gauche	**Droite**

Sévérité

1	2	3	4	5	6	7	8	9	10

Début	Fin
Durée	

Emplacement du corps	
Devant	Derrière
Gauche	**Droite**

Sévérité

1	2	3	4	5	6	7	8	9	10

L'énergie

☆ ☆ ☆ ☆ ☆

Activité

☆ ☆ ☆ ☆ ☆

Sommeil

☆ ☆ ☆ ☆ ☆

Autres symptômes	Déclencheurs	Mesures d'aide

Commentaires

Livre de bord de la douleur

Data :-	Lun	Mar	Mer	Jeu	Ven	Sam	Dim

Zone de douleur

Début	Fin
Durée	

Emplacement du corps

Devant	Derrière
Gauche	Droite

Sévérité

1	2	3	4	5	6	7	8	9	10

Début	Fin
Durée	

Emplacement du corps

Devant	Derrière
Gauche	Droite

Sévérité

1	2	3	4	5	6	7	8	9	10

Début	Fin
Durée	

Emplacement du corps

Devant	Derrière
Gauche	Droite

Sévérité

1	2	3	4	5	6	7	8	9	10

L'énergie

☆ ☆ ☆ ☆ ☆

Activité

☆ ☆ ☆ ☆ ☆

Sommeil

☆ ☆ ☆ ☆ ☆

Autres symptômes	Déclencheurs	Mesures d'aide

Commentaires

Livre de bord de la douleur

Data :-		Lun	Mar	Mer	Jeu	Ven	Sam	Dim

Zone de douleur

Début	Fin

Durée

Emplacement du corps

Devant	Derrière
Gauche	Droite

Sévérité

1	2	3	4	5	6	7	8	9	10

Début	Fin

Durée

Emplacement du corps

Devant	Derrière
Gauche	Droite

Sévérité

1	2	3	4	5	6	7	8	9	10

Début	Fin

Durée

Emplacement du corps

Devant	Derrière
Gauche	Droite

Sévérité

1	2	3	4	5	6	7	8	9	10

L'énergie

☆ ☆ ☆ ☆ ☆

Activité

☆ ☆ ☆ ☆ ☆

Sommeil

☆ ☆ ☆ ☆ ☆

Autres symptômes	Déclencheurs	Mesures d'aide

Commentaires

Livre de bord de la douleur

Data :-		Lun	Mar	Mer	Jeu	Ven	Sam	Dim

Zone de douleur

Début	Fin

Durée

Emplacement du corps

Devant	Derrière
Gauche	Droite

Sévérité

1	2	3	4	5	6	7	8	9	10

Début	Fin

Durée

Emplacement du corps

Devant	Derrière
Gauche	Droite

Sévérité

1	2	3	4	5	6	7	8	9	10

Début	Fin

Durée

Emplacement du corps

Devant	Derrière
Gauche	Droite

Sévérité

1	2	3	4	5	6	7	8	9	10

L'énergie

☆ ☆ ☆ ☆ ☆

Activité

☆ ☆ ☆ ☆ ☆

Sommeil

☆ ☆ ☆ ☆ ☆

Autres symptômes	Déclencheurs	Mesures d'aide

Commentaires

Livre de bord de la douleur

Data :-		Lun	Mar	Mer	Jeu	Ven	Sam	Dim

Zone de douleur

L'énergie
☆ ☆ ☆ ☆ ☆

Activité
☆ ☆ ☆ ☆ ☆

Sommeil
☆ ☆ ☆ ☆ ☆

Début	Fin		Emplacement du corps	
Durée			Devant	Derrière
			Gauche	Droite

Sévérité									
1	2	3	4	5	6	7	8	9	10

Début	Fin		Emplacement du corps	
Durée			Devant	Derrière
			Gauche	Droite

Sévérité									
1	2	3	4	5	6	7	8	9	10

Début	Fin		Emplacement du corps	
Durée			Devant	Derrière
			Gauche	Droite

Sévérité									
1	2	3	4	5	6	7	8	9	10

Autres symptômes	Déclencheurs	Mesures d'aide

Commentaires

Livre de bord de la douleur

Data :-		Lun	Mar	Mer	Jeu	Ven	Sam	Dim

Zone de douleur

Début	Fin

Durée

Emplacement du corps

Devant	Derrière
Gauche	Droite

Sévérité

1	2	3	4	5	6	7	8	9	10

Début	Fin

Durée

Emplacement du corps

Devant	Derrière
Gauche	Droite

Sévérité

1	2	3	4	5	6	7	8	9	10

Début	Fin

Durée

Emplacement du corps

Devant	Derrière
Gauche	Droite

Sévérité

1	2	3	4	5	6	7	8	9	10

L'énergie

☆ ☆ ☆ ☆ ☆

Activité

☆ ☆ ☆ ☆ ☆

Sommeil

☆ ☆ ☆ ☆ ☆

Autres symptômes	Déclencheurs	Mesures d'aide

Commentaires

Livre de bord de la douleur

Data :-		Lun	Mar	Mer	Jeu	Ven	Sam	Dim

Zone de douleur

L'énergie
☆ ☆ ☆ ☆ ☆
Activité
☆ ☆ ☆ ☆ ☆
Sommeil
☆ ☆ ☆ ☆ ☆

Début	Fin
Durée	

Emplacement du corps	
Devant	Derrière
Gauche	Droite

Sévérité

1	2	3	4	5	6	7	8	9	10

Début	Fin
Durée	

Emplacement du corps	
Devant	Derrière
Gauche	Droite

Sévérité

1	2	3	4	5	6	7	8	9	10

Début	Fin
Durée	

Emplacement du corps	
Devant	Derrière
Gauche	Droite

Sévérité

1	2	3	4	5	6	7	8	9	10

Autres symptômes	Déclencheurs	Mesures d'aide

Commentaires

Livre de bord de la douleur

Data :-		Lun	Mar	Mer	Jeu	Ven	Sam	Dim

Zone de douleur

Début	Fin

Durée

Emplacement du corps

Devant	Derrière
Gauche	Droite

Sévérité

1	2	3	4	5	6	7	8	9	10

Début	Fin

Durée

Emplacement du corps

Devant	Derrière
Gauche	Droite

Sévérité

1	2	3	4	5	6	7	8	9	10

Début	Fin

Durée

Emplacement du corps

Devant	Derrière
Gauche	Droite

Sévérité

1	2	3	4	5	6	7	8	9	10

L'énergie

☆ ☆ ☆ ☆ ☆

Activité

☆ ☆ ☆ ☆ ☆

Sommeil

☆ ☆ ☆ ☆ ☆

Autres symptômes	Déclencheurs	Mesures d'aide

Commentaires

Livre de bord de la douleur

Data :-		Lun	Mar	Mer	Jeu	Ven	Sam	Dim

Zone de douleur

L'énergie
☆ ☆ ☆ ☆ ☆

Activité
☆ ☆ ☆ ☆ ☆

Sommeil
☆ ☆ ☆ ☆ ☆

Début	Fin
Durée	

Emplacement du corps

Devant	Derrière
Gauche	Droite

Sévérité

1	2	3	4	5	6	7	8	9	10

Début	Fin
Durée	

Emplacement du corps

Devant	Derrière
Gauche	Droite

Sévérité

1	2	3	4	5	6	7	8	9	10

Début	Fin
Durée	

Emplacement du corps

Devant	Derrière
Gauche	Droite

Sévérité

1	2	3	4	5	6	7	8	9	10

Autres symptômes	Déclencheurs	Mesures d'aide

Commentaires

Livre de bord de la douleur

Data :-		Lun	Mar	Mer	Jeu	Ven	Sam	Dim

Zone de douleur

Début	Fin

Durée

Emplacement du corps

Devant	Derrière
Gauche	Droite

Sévérité

1	2	3	4	5	6	7	8	9	10

Début	Fin

Durée

Emplacement du corps

Devant	Derrière
Gauche	Droite

Sévérité

1	2	3	4	5	6	7	8	9	10

Début	Fin

Durée

Emplacement du corps

Devant	Derrière
Gauche	Droite

Sévérité

1	2	3	4	5	6	7	8	9	10

L'énergie

☆ ☆ ☆ ☆ ☆

Activité

☆ ☆ ☆ ☆ ☆

Sommeil

☆ ☆ ☆ ☆ ☆

Autres symptômes	Déclencheurs	Mesures d'aide

Commentaires

Livre de bord de la douleur

Data :-	Lun	Mar	Mer	Jeu	Ven	Sam	Dim

Zone de douleur

Début	Fin

Durée

Emplacement du corps	
Devant	Derrière
Gauche	Droite

Sévérité

1	2	3	4	5	6	7	8	9	10

Début	Fin

Durée

Emplacement du corps	
Devant	Derrière
Gauche	Droite

Sévérité

1	2	3	4	5	6	7	8	9	10

Début	Fin

Durée

Emplacement du corps	
Devant	Derrière
Gauche	Droite

Sévérité

1	2	3	4	5	6	7	8	9	10

L'énergie

☆ ☆ ☆ ☆ ☆

Activité

☆ ☆ ☆ ☆ ☆

Sommeil

☆ ☆ ☆ ☆ ☆

Autres symptômes	Déclencheurs	Mesures d'aide

Commentaires

Livre de bord de la douleur

Data :-		Lun	Mar	Mer	Jeu	Ven	Sam	Dim

Zone de douleur

Début	Fin

Durée	

Emplacement du corps	
Devant	Derrière
Gauche	Droite

Sévérité

1	2	3	4	5	6	7	8	9	10

Début	Fin

Durée	

Emplacement du corps	
Devant	Derrière
Gauche	Droite

Sévérité

1	2	3	4	5	6	7	8	9	10

Début	Fin

Durée	

Emplacement du corps	
Devant	Derrière
Gauche	Droite

Sévérité

1	2	3	4	5	6	7	8	9	10

L'énergie

☆ ☆ ☆ ☆ ☆

Activité

☆ ☆ ☆ ☆ ☆

Sommeil

☆ ☆ ☆ ☆ ☆

Autres symptômes	Déclencheurs	Mesures d'aide

Commentaires

Livre de bord de la douleur

Data :-		Lun	Mar	Mer	Jeu	Ven	Sam	Dim

Zone de douleur

Début	Fin

Durée

Emplacement du corps

Devant	Derrière
Gauche	Droite

Sévérité

1	2	3	4	5	6	7	8	9	10

Début	Fin

Durée

Emplacement du corps

Devant	Derrière
Gauche	Droite

Sévérité

1	2	3	4	5	6	7	8	9	10

Début	Fin

Durée

Emplacement du corps

Devant	Derrière
Gauche	Droite

Sévérité

1	2	3	4	5	6	7	8	9	10

L'énergie

☆ ☆ ☆ ☆ ☆

Activité

☆ ☆ ☆ ☆ ☆

Sommeil

☆ ☆ ☆ ☆ ☆

Autres symptômes	Déclencheurs	Mesures d'aide

Commentaires

Livre de bord de la douleur

Data :-		Lun	Mar	Mer	Jeu	Ven	Sam	Dim

Zone de douleur

Début	Fin
Durée	

Emplacement du corps	
Devant	Derrière
Gauche	Droite

Sévérité

1	2	3	4	5	6	7	8	9	10

Début	Fin
Durée	

Emplacement du corps	
Devant	Derrière
Gauche	Droite

Sévérité

1	2	3	4	5	6	7	8	9	10

Début	Fin
Durée	

Emplacement du corps	
Devant	Derrière
Gauche	Droite

Sévérité

1	2	3	4	5	6	7	8	9	10

L'énergie

☆ ☆ ☆ ☆ ☆

Activité

☆ ☆ ☆ ☆ ☆

Sommeil

☆ ☆ ☆ ☆ ☆

Autres symptômes	Déclencheurs	Mesures d'aide

Commentaires

Livre de bord de la douleur

Data :-		Lun	Mar	Mer	Jeu	Ven	Sam	Dim

Zone de douleur

L'énergie
☆ ☆ ☆ ☆ ☆
Activité
☆ ☆ ☆ ☆ ☆
Sommeil
☆ ☆ ☆ ☆ ☆

Début	Fin
Durée	

Emplacement du corps	
Devant	Derrière
Gauche	Droite

Sévérité									
1	2	3	4	5	6	7	8	9	10

Début	Fin
Durée	

Emplacement du corps	
Devant	Derrière
Gauche	Droite

Sévérité									
1	2	3	4	5	6	7	8	9	10

Début	Fin
Durée	

Emplacement du corps	
Devant	Derrière
Gauche	Droite

Sévérité									
1	2	3	4	5	6	7	8	9	10

Autres symptômes	Déclencheurs	Mesures d'aide

Commentaires

Livre de bord de la douleur

Data :-		Lun	Mar	Mer	Jeu	Ven	Sam	Dim

Zone de douleur

Début	Fin

Durée

Emplacement du corps	
Devant	Derrière
Gauche	Droite

Sévérité

1	2	3	4	5	6	7	8	9	10

Début	Fin

Durée

Emplacement du corps	
Devant	Derrière
Gauche	Droite

Sévérité

1	2	3	4	5	6	7	8	9	10

Début	Fin

Durée

Emplacement du corps	
Devant	Derrière
Gauche	Droite

Sévérité

1	2	3	4	5	6	7	8	9	10

L'énergie

☆ ☆ ☆ ☆ ☆

Activité

☆ ☆ ☆ ☆ ☆

Sommeil

☆ ☆ ☆ ☆ ☆

Autres symptômes	Déclencheurs	Mesures d'aide

Commentaires

Livre de bord de la douleur

Data :-		Lun	Mar	Mer	Jeu	Ven	Sam	Dim

Zone de douleur

Début	Fin
Durée	

Emplacement du corps	
Devant	Derrière
Gauche	Droite

Sévérité

1	2	3	4	5	6	7	8	9	10

Début	Fin
Durée	

Emplacement du corps	
Devant	Derrière
Gauche	Droite

Sévérité

1	2	3	4	5	6	7	8	9	10

Début	Fin
Durée	

Emplacement du corps	
Devant	Derrière
Gauche	Droite

Sévérité

1	2	3	4	5	6	7	8	9	10

L'énergie

☆ ☆ ☆ ☆ ☆

Activité

☆ ☆ ☆ ☆ ☆

Sommeil

☆ ☆ ☆ ☆ ☆

Autres symptômes	Déclencheurs	Mesures d'aide

Commentaires

Livre de bord de la douleur

Data :-		Lun	Mar	Mer	Jeu	Ven	Sam	Dim

Zone de douleur

Début	Fin

Durée	

Emplacement du corps	
Devant	Derrière
Gauche	Droite

Sévérité

1	2	3	4	5	6	7	8	9	10

Début	Fin

Durée	

Emplacement du corps	
Devant	Derrière
Gauche	Droite

Sévérité

1	2	3	4	5	6	7	8	9	10

Début	Fin

Durée	

Emplacement du corps	
Devant	Derrière
Gauche	Droite

Sévérité

1	2	3	4	5	6	7	8	9	10

L'énergie

☆ ☆ ☆ ☆ ☆

Activité

★ ☆ ☆ ☆ ☆

Sommeil

☆ ☆ ☆ ☆ ☆

Autres symptômes	Déclencheurs	Mesures d'aide

Commentaires

Livre de bord de la douleur

Data :-		Lun	Mar	Mer	Jeu	Ven	Sam	Dim

Zone de douleur

Début	Fin
Durée	

Emplacement du corps	
Devant	Derrière
Gauche	Droite

Sévérité

1	2	3	4	5	6	7	8	9	10

Début	Fin
Durée	

Emplacement du corps	
Devant	Derrière
Gauche	Droite

Sévérité

1	2	3	4	5	6	7	8	9	10

Début	Fin
Durée	

Emplacement du corps	
Devant	Derrière
Gauche	Droite

Sévérité

1	2	3	4	5	6	7	8	9	10

L'énergie

☆ ☆ ☆ ☆ ☆

Activité

☆ ☆ ☆ ☆ ☆

Sommeil

☆ ☆ ☆ ☆ ☆

Autres symptômes	Déclencheurs	Mesures d'aide

Commentaires

Livre de bord de la douleur

Data :-		Lun	Mar	Mer	Jeu	Ven	Sam	Dim

Zone de douleur

Début	Fin

Durée	

Emplacement du corps

Devant	Derrière
Gauche	Droite

Sévérité

1	2	3	4	5	6	7	8	9	10

Début	Fin

Durée	

Emplacement du corps

Devant	Derrière
Gauche	Droite

Sévérité

1	2	3	4	5	6	7	8	9	10

Début	Fin

Durée	

Emplacement du corps

Devant	Derrière
Gauche	Droite

Sévérité

1	2	3	4	5	6	7	8	9	10

L'énergie

☆ ☆ ☆ ☆ ☆

Activité

☆ ☆ ☆ ☆ ☆

Sommeil

☆ ☆ ☆ ☆ ☆

Autres symptômes	Déclencheurs	Mesures d'aide

Commentaires

Livre de bord de la douleur

Data :-		Lun	Mar	Mer	Jeu	Ven	Sam	Dim

Zone de douleur

Début	Fin

Durée

Emplacement du corps

Devant	Derrière
Gauche	Droite

Sévérité

1	2	3	4	5	6	7	8	9	10

Début	Fin

Durée

Emplacement du corps

Devant	Derrière
Gauche	Droite

Sévérité

1	2	3	4	5	6	7	8	9	10

Début	Fin

Durée

Emplacement du corps

Devant	Derrière
Gauche	Droite

Sévérité

1	2	3	4	5	6	7	8	9	10

L'énergie

☆ ☆ ☆ ☆ ☆

Activité

☆ ☆ ☆ ☆ ☆

Sommeil

☆ ☆ ☆ ☆ ☆

Autres symptômes	Déclencheurs	Mesures d'aide

Commentaires

Livre de bord de la douleur

Data :-		Lun	Mar	Mer	Jeu	Ven	Sam	Dim

Zone de douleur

L'énergie
☆ ☆ ☆ ☆ ☆

Activité
☆ ☆ ☆ ☆ ☆

Sommeil
☆ ☆ ☆ ☆ ☆

Début	Fin

Durée	

Emplacement du corps	
Devant	Derrière
Gauche	Droite

Sévérité

1	2	3	4	5	6	7	8	9	10

Début	Fin

Durée	

Emplacement du corps	
Devant	Derrière
Gauche	Droite

Sévérité

1	2	3	4	5	6	7	8	9	10

Début	Fin

Durée	

Emplacement du corps	
Devant	Derrière
Gauche	Droite

Sévérité

1	2	3	4	5	6	7	8	9	10

Autres symptômes	Déclencheurs	Mesures d'aide

Commentaires

Livre de bord de la douleur

Data :-		Lun	Mar	Mer	Jeu	Ven	Sam	Dim

Zone de douleur

Début	Fin

Durée

Emplacement du corps

Devant	Derrière
Gauche	Droite

Sévérité

1	2	3	4	5	6	7	8	9	10

Début	Fin

Durée

Emplacement du corps

Devant	Derrière
Gauche	Droite

Sévérité

1	2	3	4	5	6	7	8	9	10

Début	Fin

Durée

Emplacement du corps

Devant	Derrière
Gauche	Droite

Sévérité

1	2	3	4	5	6	7	8	9	10

L'énergie

☆ ☆ ☆ ☆ ☆

Activité

☆ ☆ ☆ ☆ ☆

Sommeil

☆ ☆ ☆ ☆ ☆

Autres symptômes	Déclencheurs	Mesures d'aide

Commentaires

Livre de bord de la douleur

Data :-		Lun	Mar	Mer	Jeu	Ven	Sam	Dim

Zone de douleur

Début	Fin

Durée

Emplacement du corps

Devant	Derrière
Gauche	Droite

Sévérité

1	2	3	4	5	6	7	8	9	10

Début	Fin

Durée

Emplacement du corps

Devant	Derrière
Gauche	Droite

Sévérité

1	2	3	4	5	6	7	8	9	10

Début	Fin

Durée

Emplacement du corps

Devant	Derrière
Gauche	Droite

Sévérité

1	2	3	4	5	6	7	8	9	10

L'énergie

☆ ☆ ☆ ☆ ☆

Activité

☆ ☆ ☆ ☆ ☆

Sommeil

☆ ☆ ☆ ☆ ☆

Autres symptômes	Déclencheurs	Mesures d'aide

Commentaires

Livre de bord de la douleur

Data :-		Lun	Mar	Mer	Jeu	Ven	Sam	Dim

Zone de douleur

Début	Fin

Durée

Emplacement du corps

Devant	Derrière
Gauche	Droite

Sévérité									
1	2	3	4	5	6	7	8	9	10

Début	Fin

Durée

Emplacement du corps

Devant	Derrière
Gauche	Droite

Sévérité									
1	2	3	4	5	6	7	8	9	10

Début	Fin

Durée

Emplacement du corps

Devant	Derrière
Gauche	Droite

Sévérité									
1	2	3	4	5	6	7	8	9	10

L'énergie
☆ ☆ ☆ ☆ ☆

Activité
☆ ☆ ☆ ☆ ☆

Sommeil
☆ ☆ ☆ ☆ ☆

Autres symptômes	Déclencheurs	Mesures d'aide

Commentaires

Livre de bord de la douleur

Data :-		Lun	Mar	Mer	Jeu	Ven	Sam	Dim

Zone de douleur

Début	Fin		Emplacement du corps	
			Devant	Derrière
Durée			Gauche	Droite

Sévérité

1	2	3	4	5	6	7	8	9	10

Début	Fin		Emplacement du corps	
			Devant	Derrière
Durée			Gauche	Droite

Sévérité

1	2	3	4	5	6	7	8	9	10

Début	Fin		Emplacement du corps	
			Devant	Derrière
Durée			Gauche	Droite

Sévérité

1	2	3	4	5	6	7	8	9	10

L'énergie

☆ ☆ ☆ ☆ ☆

Activité

☆ ☆ ☆ ☆ ☆

Sommeil

☆ ☆ ☆ ☆ ☆

Autres symptômes	Déclencheurs	Mesures d'aide

Commentaires

Livre de bord de la douleur

Data :-		Lun	Mar	Mer	Jeu	Ven	Sam	Dim

Zone de douleur

Début	Fin
Durée	

Emplacement du corps

Devant	Derrière
Gauche	Droite

Sévérité

1	2	3	4	5	6	7	8	9	10

Début	Fin
Durée	

Emplacement du corps

Devant	Derrière
Gauche	Droite

Sévérité

1	2	3	4	5	6	7	8	9	10

Début	Fin
Durée	

Emplacement du corps

Devant	Derrière
Gauche	Droite

Sévérité

1	2	3	4	5	6	7	8	9	10

L'énergie

☆ ☆ ☆ ☆ ☆

Activité

☆ ☆ ☆ ☆ ☆

Sommeil

☆ ☆ ☆ ☆ ☆

Autres symptômes	Déclencheurs	Mesures d'aide

Commentaires

Livre de bord de la douleur

Data :-		Lun	Mar	Mer	Jeu	Ven	Sam	Dim

Zone de douleur

Emplacement du corps

Début	Fin

Durée	Devant	Derrière
	Gauche	Droite

Sévérité

1	2	3	4	5	6	7	8	9	10

Début	Fin	Emplacement du corps

Durée	Devant	Derrière
	Gauche	Droite

Sévérité

1	2	3	4	5	6	7	8	9	10

Début	Fin	Emplacement du corps

Durée	Devant	Derrière
	Gauche	Droite

Sévérité

1	2	3	4	5	6	7	8	9	10

L'énergie
☆ ☆ ☆ ☆ ☆

Activité
☆ ☆ ☆ ☆ ☆

Sommeil
☆ ☆ ☆ ☆ ☆

Autres symptômes	Déclencheurs	Mesures d'aide

Commentaires

Livre de bord de la douleur

Data :-		Lun	Mar	Mer	Jeu	Ven	Sam	Dim

Zone de douleur

Début	Fin
Durée	

Emplacement du corps	
Devant	Derrière
Gauche	Droite

Sévérité									
1	2	3	4	5	6	7	8	9	10

Début	Fin
Durée	

Emplacement du corps	
Devant	Derrière
Gauche	Droite

Sévérité									
1	2	3	4	5	6	7	8	9	10

Début	Fin
Durée	

Emplacement du corps	
Devant	Derrière
Gauche	Droite

Sévérité									
1	2	3	4	5	6	7	8	9	10

L'énergie

☆ ☆ ☆ ☆ ☆

Activité

☆ ☆ ☆ ☆ ☆

Sommeil

☆ ☆ ☆ ☆ ☆

Autres symptômes	Déclencheurs	Mesures d'aide

Commentaires

Livre de bord de la douleur

<table>
<tr><td>Data :-</td><td>Lun</td><td>Mar</td><td>Mer</td><td>Jeu</td><td>Ven</td><td>Sam</td><td>Dim</td></tr>
</table>

Zone de douleur

Début	Fin
Durée	

Emplacement du corps	
Devant	Derrière
Gauche	Droite

Sévérité

1	2	3	4	5	6	7	8	9	10

Début	Fin
Durée	

Emplacement du corps	
Devant	Derrière
Gauche	Droite

Sévérité

1	2	3	4	5	6	7	8	9	10

Début	Fin
Durée	

Emplacement du corps	
Devant	Derrière
Gauche	Droite

Sévérité

1	2	3	4	5	6	7	8	9	10

L'énergie

☆ ☆ ☆ ☆ ☆

Activité

☆ ☆ ☆ ☆ ☆

Sommeil

☆ ☆ ☆ ☆ ☆

Autres symptômes	Déclencheurs	Mesures d'aide

Commentaires

Livre de bord de la douleur

Data :-		Lun	Mar	Mer	Jeu	Ven	Sam	Dim

Zone de douleur

Début	Fin
Durée	

Emplacement du corps	
Devant	**Derrière**
Gauche	**Droite**

Sévérité

1	2	3	4	5	6	7	8	9	10

Début	Fin
Durée	

Emplacement du corps	
Devant	**Derrière**
Gauche	**Droite**

Sévérité

1	2	3	4	5	6	7	8	9	10

Début	Fin
Durée	

Emplacement du corps	
Devant	**Derrière**
Gauche	**Droite**

Sévérité

1	2	3	4	5	6	7	8	9	10

L'énergie

☆ ☆ ☆ ☆ ☆

Activité

☆ ☆ ☆ ☆ ☆

Sommeil

☆ ☆ ☆ ☆ ☆

Autres symptômes	Déclencheurs	Mesures d'aide

Commentaires

Livre de bord de la douleur

Data :-		Lun	Mar	Mer	Jeu	Ven	Sam	Dim

Zone de douleur

Début	Fin

Durée

Emplacement du corps	
Devant	Derrière
Gauche	Droite

Sévérité									
1	2	3	4	5	6	7	8	9	10

Début	Fin

Durée

Emplacement du corps	
Devant	Derrière
Gauche	Droite

Sévérité									
1	2	3	4	5	6	7	8	9	10

Début	Fin

Durée

Emplacement du corps	
Devant	Derrière
Gauche	Droite

Sévérité									
1	2	3	4	5	6	7	8	9	10

L'énergie
☆ ☆ ☆ ☆ ☆

Activité
☆ ☆ ☆ ☆ ☆

Sommeil
☆ ☆ ☆ ☆ ☆

Autres symptômes	Déclencheurs	Mesures d'aide

Commentaires

Livre de bord de la douleur

Data :-		Lun	Mar	Mer	Jeu	Ven	Sam	Dim

Zone de douleur

Début	Fin

Durée

Emplacement du corps

Devant	Derrière
Gauche	Droite

Sévérité

1	2	3	4	5	6	7	8	9	10

Début	Fin

Durée

Emplacement du corps

Devant	Derrière
Gauche	Droite

Sévérité

1	2	3	4	5	6	7	8	9	10

Début	Fin

Durée

Emplacement du corps

Devant	Derrière
Gauche	Droite

Sévérité

1	2	3	4	5	6	7	8	9	10

L'énergie

☆ ☆ ☆ ☆ ☆

Activité

☆ ☆ ☆ ☆ ☆

Sommeil

☆ ☆ ☆ ☆ ☆

Autres symptômes	Déclencheurs	Mesures d'aide

Commentaires

Livre de bord de la douleur

Data :-		Lun	Mar	Mer	Jeu	Ven	Sam	Dim

Zone de douleur

Début	Fin

Durée

Emplacement du corps

Devant	Derrière
Gauche	Droite

Sévérité

1	2	3	4	5	6	7	8	9	10

Début	Fin

Durée

Emplacement du corps

Devant	Derrière
Gauche	Droite

Sévérité

1	2	3	4	5	6	7	8	9	10

Début	Fin

Durée

Emplacement du corps

Devant	Derrière
Gauche	Droite

Sévérité

1	2	3	4	5	6	7	8	9	10

L'énergie

☆ ☆ ☆ ☆ ☆

Activité

☆ ☆ ☆ ☆ ☆

Sommeil

☆ ☆ ☆ ☆ ☆

Autres symptômes	Déclencheurs	Mesures d'aide

Commentaires

Livre de bord de la douleur

Data :-		Lun	Mar	Mer	Jeu	Ven	Sam	Dim

Zone de douleur

Début	Fin	Emplacement du corps	
Durée		Devant	Derrière
		Gauche	Droite

Sévérité									
1	2	3	4	5	6	7	8	9	10

Début	Fin	Emplacement du corps	
Durée		Devant	Derrière
		Gauche	Droite

Sévérité									
1	2	3	4	5	6	7	8	9	10

Début	Fin	Emplacement du corps	
Durée		Devant	Derrière
		Gauche	Droite

Sévérité									
1	2	3	4	5	6	7	8	9	10

L'énergie

☆ ☆ ☆ ☆ ☆

Activité

☆ ☆ ☆ ☆ ☆

Sommeil

☆ ☆ ☆ ☆ ☆

Autres symptômes	Déclencheurs	Mesures d'aide

Commentaires

Livre de bord de la douleur

Data :-		Lun	Mar	Mer	Jeu	Ven	Sam	Dim

Zone de douleur

L'énergie
☆ ☆ ☆ ☆ ☆

Activité
☆ ☆ ☆ ☆ ☆

Sommeil
☆ ☆ ☆ ☆ ☆

Début	Fin

Durée

Emplacement du corps

Devant	Derrière
Gauche	Droite

Sévérité

1	2	3	4	5	6	7	8	9	10

Début	Fin

Durée

Emplacement du corps

Devant	Derrière
Gauche	Droite

Sévérité

1	2	3	4	5	6	7	8	9	10

Début	Fin

Durée

Emplacement du corps

Devant	Derrière
Gauche	Droite

Sévérité

1	2	3	4	5	6	7	8	9	10

Autres symptômes	Déclencheurs	Mesures d'aide

Commentaires

Livre de bord de la douleur

Data :-		Lun	Mar	Mer	Jeu	Ven	Sam	Dim

Zone de douleur

Début	Fin
Durée	

Emplacement du corps	
Devant	Derrière
Gauche	Droite

Sévérité

1	2	3	4	5	6	7	8	9	10

Début	Fin
Durée	

Emplacement du corps	
Devant	Derrière
Gauche	Droite

Sévérité

1	2	3	4	5	6	7	8	9	10

Début	Fin
Durée	

Emplacement du corps	
Devant	Derrière
Gauche	Droite

Sévérité

1	2	3	4	5	6	7	8	9	10

L'énergie

☆ ☆ ☆ ☆ ☆

Activité

☆ ☆ ☆ ☆ ☆

Sommeil

☆ ☆ ☆ ☆ ☆

Autres symptômes	Déclencheurs	Mesures d'aide

Commentaires

Livre de bord de la douleur

Data :-		Lun	Mar	Mer	Jeu	Ven	Sam	Dim

Zone de douleur

Début	Fin

Durée

Emplacement du corps

Devant	Derrière
Gauche	Droite

Sévérité

1	2	3	4	5	6	7	8	9	10

Début	Fin

Durée

Emplacement du corps

Devant	Derrière
Gauche	Droite

Sévérité

1	2	3	4	5	6	7	8	9	10

Début	Fin

Durée

Emplacement du corps

Devant	Derrière
Gauche	Droite

Sévérité

1	2	3	4	5	6	7	8	9	10

L'énergie

☆ ☆ ☆ ☆ ☆

Activité

☆ ☆ ☆ ☆ ☆

Sommeil

☆ ☆ ☆ ☆ ☆

Autres symptômes	Déclencheurs	Mesures d'aide

Commentaires

Livre de bord de la douleur

Data :-		Lun	Mar	Mer	Jeu	Ven	Sam	Dim

Zone de douleur

Début	Fin

Durée

Emplacement du corps	
Devant	Derrière
Gauche	Droite

Sévérité									
1	2	3	4	5	6	7	8	9	10

Début	Fin

Durée

Emplacement du corps	
Devant	Derrière
Gauche	Droite

Sévérité									
1	2	3	4	5	6	7	8	9	10

Début	Fin

Durée

Emplacement du corps	
Devant	Derrière
Gauche	Droite

Sévérité									
1	2	3	4	5	6	7	8	9	10

L'énergie
☆ ☆ ☆ ☆ ☆

Activité
☆ ☆ ☆ ☆ ☆

Sommeil
☆ ☆ ☆ ☆ ☆

Autres symptômes	Déclencheurs	Mesures d'aide

Commentaires

Livre de bord de la douleur

Data :-		Lun	Mar	Mer	Jeu	Ven	Sam	Dim

Zone de douleur

Début	Fin

Durée

Emplacement du corps

Devant	Derrière
Gauche	Droite

Sévérité

1	2	3	4	5	6	7	8	9	10

Début	Fin

Durée

Emplacement du corps

Devant	Derrière
Gauche	Droite

Sévérité

1	2	3	4	5	6	7	8	9	10

Début	Fin

Durée

Emplacement du corps

Devant	Derrière
Gauche	Droite

Sévérité

1	2	3	4	5	6	7	8	9	10

L'énergie

☆ ☆ ☆ ☆ ☆

Activité

☆ ☆ ☆ ☆ ☆

Sommeil

☆ ☆ ☆ ☆ ☆

Autres symptômes	Déclencheurs	Mesures d'aide

Commentaires

Livre de bord de la douleur

Data :-

Lun	Mar	Mer	Jeu	Ven	Sam	Dim

Zone de douleur

Début	Fin

Durée

Emplacement du corps	
Devant	Derrière
Gauche	Droite

Sévérité

1	2	3	4	5	6	7	8	9	10

Début	Fin

Durée

Emplacement du corps	
Devant	Derrière
Gauche	Droite

Sévérité

1	2	3	4	5	6	7	8	9	10

Début	Fin

Durée

Emplacement du corps	
Devant	Derrière
Gauche	Droite

Sévérité

1	2	3	4	5	6	7	8	9	10

L'énergie

☆ ☆ ☆ ☆ ☆

Activité

☆ ☆ ☆ ☆ ☆

Sommeil

☆ ☆ ☆ ☆ ☆

Autres symptômes	Déclencheurs	Mesures d'aide

Commentaires

Livre de bord de la douleur

Data :-		Lun	Mar	Mer	Jeu	Ven	Sam	Dim

Zone de douleur

Début	Fin

Durée

Emplacement du corps	
Devant	Derrière
Gauche	Droite

Sévérité

1	2	3	4	5	6	7	8	9	10

Début	Fin

Durée

Emplacement du corps	
Devant	Derrière
Gauche	Droite

Sévérité

1	2	3	4	5	6	7	8	9	10

Début	Fin

Durée

Emplacement du corps	
Devant	Derrière
Gauche	Droite

Sévérité

1	2	3	4	5	6	7	8	9	10

L'énergie

☆ ☆ ☆ ☆ ☆

Activité

☆ ☆ ☆ ☆ ☆

Sommeil

☆ ☆ ☆ ☆ ☆

Autres symptômes	Déclencheurs	Mesures d'aide

Commentaires

Livre de bord de la douleur

Data :-

Lun	Mar	Mer	Jeu	Ven	Sam	Dim

Zone de douleur

Début	Fin

Durée

Emplacement du corps

Devant	Derrière
Gauche	Droite

Sévérité

1	2	3	4	5	6	7	8	9	10

Début	Fin

Durée

Emplacement du corps

Devant	Derrière
Gauche	Droite

Sévérité

1	2	3	4	5	6	7	8	9	10

Début	Fin

Durée

Emplacement du corps

Devant	Derrière
Gauche	Droite

Sévérité

1	2	3	4	5	6	7	8	9	10

L'énergie

☆ ☆ ☆ ☆ ☆

Activité

☆ ☆ ☆ ☆ ☆

Sommeil

☆ ☆ ☆ ☆ ☆

Autres symptômes	Déclencheurs	Mesures d'aide

Commentaires

Livre de bord de la douleur

Data :-		Lun	Mar	Mer	Jeu	Ven	Sam	Dim

Zone de douleur

Début	Fin

Durée

Emplacement du corps

Devant	Derrière
Gauche	Droite

Sévérité

1	2	3	4	5	6	7	8	9	10

Début	Fin

Durée

Emplacement du corps

Devant	Derrière
Gauche	Droite

Sévérité

1	2	3	4	5	6	7	8	9	10

Début	Fin

Durée

Emplacement du corps

Devant	Derrière
Gauche	Droite

Sévérité

1	2	3	4	5	6	7	8	9	10

L'énergie

☆ ☆ ☆ ☆ ☆

Activité

☆ ☆ ☆ ☆ ☆

Sommeil

☆ ☆ ☆ ☆ ☆

Autres symptômes	Déclencheurs	Mesures d'aide

Commentaires

Livre de bord de la douleur

Data :-		Lun	Mar	Mer	Jeu	Ven	Sam	Dim

Zone de douleur

Début	Fin
Durée	

Emplacement du corps

Devant	Derrière
Gauche	Droite

Sévérité

1	2	3	4	5	6	7	8	9	10

Début	Fin
Durée	

Emplacement du corps

Devant	Derrière
Gauche	Droite

Sévérité

1	2	3	4	5	6	7	8	9	10

Début	Fin
Durée	

Emplacement du corps

Devant	Derrière
Gauche	Droite

Sévérité

1	2	3	4	5	6	7	8	9	10

L'énergie

☆ ☆ ☆ ☆ ☆

Activité

☆ ☆ ☆ ☆ ☆

Sommeil

☆ ☆ ☆ ☆ ☆

Autres symptômes	Déclencheurs	Mesures d'aide

Commentaires

Livre de bord de la douleur

Data :-		Lun	Mar	Mer	Jeu	Ven	Sam	Dim

Zone de douleur

L'énergie
☆ ☆ ☆ ☆ ☆

Activité
☆ ☆ ☆ ☆ ☆

Sommeil
☆ ☆ ☆ ☆ ☆

Début	Fin

Durée

Emplacement du corps

Devant	Derrière
Gauche	Droite

Sévérité

1	2	3	4	5	6	7	8	9	10

Début	Fin

Durée

Emplacement du corps

Devant	Derrière
Gauche	Droite

Sévérité

1	2	3	4	5	6	7	8	9	10

Début	Fin

Durée

Emplacement du corps

Devant	Derrière
Gauche	Droite

Sévérité

1	2	3	4	5	6	7	8	9	10

Autres symptômes	Déclencheurs	Mesures d'aide

Commentaires

Livre de bord de la douleur

Data :- | **Lun** | **Mar** | **Mer** | **Jeu** | **Ven** | **Sam** | **Dim**

Zone de douleur

Début	Fin

Durée

Emplacement du corps	
Devant	Derrière
Gauche	Droite

Sévérité

1	2	3	4	5	6	7	8	9	10

Début	Fin

Durée

Emplacement du corps	
Devant	Derrière
Gauche	Droite

Sévérité

1	2	3	4	5	6	7	8	9	10

Début	Fin

Durée

Emplacement du corps	
Devant	Derrière
Gauche	Droite

Sévérité

1	2	3	4	5	6	7	8	9	10

L'énergie

☆ ☆ ☆ ☆ ☆

Activité

☆ ☆ ☆ ☆ ☆

Sommeil

☆ ☆ ☆ ☆ ☆

Autres symptômes	Déclencheurs	Mesures d'aide

Commentaires

Livre de bord de la douleur

<table>
<tr><td colspan="2">Data :-</td><td>Lun</td><td>Mar</td><td>Mer</td><td>Jeu</td><td>Ven</td><td>Sam</td><td>Dim</td></tr>
</table>

Zone de douleur

L'énergie
☆ ☆ ☆ ☆ ☆
Activité
☆ ☆ ☆ ☆ ☆
Sommeil
☆ ☆ ☆ ☆ ☆

Début	Fin

Durée

Emplacement du corps

Devant	Derrière
Gauche	Droite

Sévérité

1	2	3	4	5	6	7	8	9	10

Début	Fin

Durée

Emplacement du corps

Devant	Derrière
Gauche	Droite

Sévérité

1	2	3	4	5	6	7	8	9	10

Début	Fin

Durée

Emplacement du corps

Devant	Derrière
Gauche	Droite

Sévérité

1	2	3	4	5	6	7	8	9	10

Autres symptômes	Déclencheurs	Mesures d'aide

Commentaires

Livre de bord de la douleur

Data :-		Lun	Mar	Mer	Jeu	Ven	Sam	Dim

Zone de douleur

Début	Fin

Durée	

Emplacement du corps	
Devant	Derrière
Gauche	Droite

Sévérité

1	2	3	4	5	6	7	8	9	10

Début	Fin

Durée	

Emplacement du corps	
Devant	Derrière
Gauche	Droite

Sévérité

1	2	3	4	5	6	7	8	9	10

Début	Fin

Durée	

Emplacement du corps	
Devant	Derrière
Gauche	Droite

Sévérité

1	2	3	4	5	6	7	8	9	10

L'énergie

☆ ☆ ☆ ☆ ☆

Activité

☆ ☆ ☆ ☆ ☆

Sommeil

☆ ☆ ☆ ☆ ☆

Autres symptômes	Déclencheurs	Mesures d'aide

Commentaires

Livre de bord de la douleur

Data :-		Lun	Mar	Mer	Jeu	Ven	Sam	Dim

Zone de douleur

Début	Fin

Durée

Emplacement du corps

Devant	Derrière
Gauche	Droite

Sévérité

1	2	3	4	5	6	7	8	9	10

Début	Fin

Durée

Emplacement du corps

Devant	Derrière
Gauche	Droite

Sévérité

1	2	3	4	5	6	7	8	9	10

Début	Fin

Durée

Emplacement du corps

Devant	Derrière
Gauche	Droite

Sévérité

1	2	3	4	5	6	7	8	9	10

L'énergie

☆ ☆ ☆ ☆ ☆

Activité

☆ ☆ ☆ ☆ ☆

Sommeil

☆ ☆ ☆ ☆ ☆

Autres symptômes	Déclencheurs	Mesures d'aide

Commentaires

Livre de bord de la douleur

Data :-		Lun	Mar	Mer	Jeu	Ven	Sam	Dim

Zone de douleur

Début	Fin

Durée	

Emplacement du corps

Devant	Derrière
Gauche	Droite

Sévérité

1	2	3	4	5	6	7	8	9	10

Début	Fin

Durée	

Emplacement du corps

Devant	Derrière
Gauche	Droite

Sévérité

1	2	3	4	5	6	7	8	9	10

Début	Fin

Durée	

Emplacement du corps

Devant	Derrière
Gauche	Droite

Sévérité

1	2	3	4	5	6	7	8	9	10

L'énergie

☆ ☆ ☆ ☆ ☆

Activité

☆ ☆ ☆ ☆ ☆

Sommeil

☆ ☆ ☆ ☆ ☆

Autres symptômes	Déclencheurs	Mesures d'aide

Commentaires

Livre de bord de la douleur

Data :-		Lun	Mar	Mer	Jeu	Ven	Sam	Dim

Zone de douleur

Début	Fin

Durée

Emplacement du corps

Devant	Derrière
Gauche	Droite

Sévérité

1	2	3	4	5	6	7	8	9	10

Début	Fin

Durée

Emplacement du corps

Devant	Derrière
Gauche	Droite

Sévérité

1	2	3	4	5	6	7	8	9	10

Début	Fin

Durée

Emplacement du corps

Devant	Derrière
Gauche	Droite

Sévérité

1	2	3	4	5	6	7	8	9	10

L'énergie

☆ ☆ ☆ ☆ ☆

Activité

☆ ☆ ☆ ☆ ☆

Sommeil

☆ ☆ ☆ ☆ ☆

Autres symptômes	Déclencheurs	Mesures d'aide

Commentaires

Livre de bord de la douleur

Data :- | Lun | Mar | Mer | Jeu | Ven | Sam | Dim

Zone de douleur

L'énergie
☆ ☆ ☆ ☆ ☆

Activité
☆ ☆ ☆ ☆ ☆

Sommeil
☆ ☆ ☆ ☆ ☆

Début	Fin

Durée

Emplacement du corps	
Devant	Derrière
Gauche	Droite

Sévérité
1	2	3	4	5	6	7	8	9	10

Début	Fin

Durée

Emplacement du corps	
Devant	Derrière
Gauche	Droite

Sévérité
1	2	3	4	5	6	7	8	9	10

Début	Fin

Durée

Emplacement du corps	
Devant	Derrière
Gauche	Droite

Sévérité
1	2	3	4	5	6	7	8	9	10

Autres symptômes	Déclencheurs	Mesures d'aide

Commentaires

Livre de bord de la douleur

Data :-		Lun	Mar	Mer	Jeu	Ven	Sam	Dim

Zone de douleur

Début	Fin

Durée

Emplacement du corps

Devant	Derrière
Gauche	Droite

Sévérité

1	2	3	4	5	6	7	8	9	10

Début	Fin

Durée

Emplacement du corps

Devant	Derrière
Gauche	Droite

Sévérité

1	2	3	4	5	6	7	8	9	10

Début	Fin

Durée

Emplacement du corps

Devant	Derrière
Gauche	Droite

Sévérité

1	2	3	4	5	6	7	8	9	10

L'énergie

☆ ☆ ☆ ☆ ☆

Activité

☆ ☆ ☆ ☆ ☆

Sommeil

☆ ☆ ☆ ☆ ☆

Autres symptômes	Déclencheurs	Mesures d'aide

Commentaires

Livre de bord de la douleur

Data :-		Lun	Mar	Mer	Jeu	Ven	Sam	Dim

Zone de douleur

L'énergie
☆ ☆ ☆ ☆ ☆

Activité
☆ ☆ ☆ ☆ ☆

Sommeil
☆ ☆ ☆ ☆ ☆

Début	Fin
Durée	

Emplacement du corps

Devant	Derrière
Gauche	Droite

Sévérité

1	2	3	4	5	6	7	8	9	10

Début	Fin
Durée	

Emplacement du corps

Devant	Derrière
Gauche	Droite

Sévérité

1	2	3	4	5	6	7	8	9	10

Début	Fin
Durée	

Emplacement du corps

Devant	Derrière
Gauche	Droite

Sévérité

1	2	3	4	5	6	7	8	9	10

Autres symptômes	Déclencheurs	Mesures d'aide

Commentaires

Livre de bord de la douleur

Data :-	Lun	Mar	Mer	Jeu	Ven	Sam	Dim

Zone de douleur

Début	Fin

Durée

Emplacement du corps

Devant	Derrière
Gauche	Droite

Sévérité

1	2	3	4	5	6	7	8	9	10

Début	Fin

Durée

Emplacement du corps

Devant	Derrière
Gauche	Droite

Sévérité

1	2	3	4	5	6	7	8	9	10

Début	Fin

Durée

Emplacement du corps

Devant	Derrière
Gauche	Droite

Sévérité

1	2	3	4	5	6	7	8	9	10

L'énergie

☆ ☆ ☆ ☆ ☆

Activité

☆ ☆ ☆ ☆ ☆

Sommeil

☆ ☆ ☆ ☆ ☆

Autres symptômes	Déclencheurs	Mesures d'aide

Commentaires

Livre de bord de la douleur

Data :-		Lun	Mar	Mer	Jeu	Ven	Sam	Dim

Zone de douleur

L'énergie
☆ ☆ ☆ ☆ ☆

Activité
☆ ☆ ☆ ☆ ☆

Sommeil
☆ ☆ ☆ ☆ ☆

Début	Fin

Durée	

Emplacement du corps

Devant	Derrière
Gauche	Droite

Sévérité

1	2	3	4	5	6	7	8	9	10

Début	Fin

Durée	

Emplacement du corps

Devant	Derrière
Gauche	Droite

Sévérité

1	2	3	4	5	6	7	8	9	10

Début	Fin

Durée	

Emplacement du corps

Devant	Derrière
Gauche	Droite

Sévérité

1	2	3	4	5	6	7	8	9	10

Autres symptômes	Déclencheurs	Mesures d'aide

Commentaires

Livre de bord de la douleur

Data :-		Lun	Mar	Mer	Jeu	Ven	Sam	Dim

Zone de douleur

Début	Fin
Durée	

Emplacement du corps

Devant	Derrière
Gauche	Droite

Sévérité

1	2	3	4	5	6	7	8	9	10

Début	Fin
Durée	

Emplacement du corps

Devant	Derrière
Gauche	Droite

Sévérité

1	2	3	4	5	6	7	8	9	10

Début	Fin
Durée	

Emplacement du corps

Devant	Derrière
Gauche	Droite

Sévérité

1	2	3	4	5	6	7	8	9	10

L'énergie

☆ ☆ ☆ ☆ ☆

Activité

☆ ☆ ☆ ☆ ☆

Sommeil

☆ ☆ ☆ ☆ ☆

Autres symptômes	Déclencheurs	Mesures d'aide

Commentaires

Livre de bord de la douleur

Data :-		Lun	Mar	Mer	Jeu	Ven	Sam	Dim

Zone de douleur

Début	Fin

Durée

Emplacement du corps

Devant	Derrière
Gauche	Droite

Sévérité

1	2	3	4	5	6	7	8	9	10

Début	Fin

Durée

Emplacement du corps

Devant	Derrière
Gauche	Droite

Sévérité

1	2	3	4	5	6	7	8	9	10

Début	Fin

Durée

Emplacement du corps

Devant	Derrière
Gauche	Droite

Sévérité

1	2	3	4	5	6	7	8	9	10

L'énergie

☆ ☆ ☆ ☆ ☆

Activité

☆ ☆ ☆ ☆ ☆

Sommeil

☆ ☆ ☆ ☆ ☆

Autres symptômes	Déclencheurs	Mesures d'aide

Commentaires

Livre de bord de la douleur

Data :-		Lun	Mar	Mer	Jeu	Ven	Sam	Dim

Zone de douleur

Début	Fin	Emplacement du corps

Durée	Devant	Derrière
	Gauche	Droite

Sévérité

1	2	3	4	5	6	7	8	9	10

Début	Fin	Emplacement du corps

Durée	Devant	Derrière
	Gauche	Droite

Sévérité

1	2	3	4	5	6	7	8	9	10

Début	Fin	Emplacement du corps

Durée	Devant	Derrière
	Gauche	Droite

Sévérité

1	2	3	4	5	6	7	8	9	10

L'énergie

☆ ☆ ☆ ☆ ☆

Activité

☆ ☆ ☆ ☆ ☆

Sommeil

☆ ☆ ☆ ☆ ☆

Autres symptômes	Déclencheurs	Mesures d'aide

Commentaires

Livre de bord de la douleur

Data :-		Lun	Mar	Mer	Jeu	Ven	Sam	Dim

Zone de douleur

Début	Fin

Durée

Emplacement du corps

Devant	Derrière
Gauche	Droite

Sévérité

1	2	3	4	5	6	7	8	9	10

Début	Fin

Durée

Emplacement du corps

Devant	Derrière
Gauche	Droite

Sévérité

1	2	3	4	5	6	7	8	9	10

Début	Fin

Durée

Emplacement du corps

Devant	Derrière
Gauche	Droite

Sévérité

1	2	3	4	5	6	7	8	9	10

L'énergie

☆ ☆ ☆ ☆ ☆

Activité

☆ ☆ ☆ ☆ ☆

Sommeil

☆ ☆ ☆ ☆ ☆

Autres symptômes	Déclencheurs	Mesures d'aide

Commentaires

Livre de bord de la douleur

Data :-		Lun	Mar	Mer	Jeu	Ven	Sam	Dim

Zone de douleur

L'énergie
☆ ☆ ☆ ☆ ☆

Activité
☆ ☆ ☆ ☆ ☆

Sommeil
☆ ☆ ☆ ☆ ☆

Début	Fin

Durée

Emplacement du corps

Devant	Derrière
Gauche	Droite

Sévérité

1	2	3	4	5	6	7	8	9	10

Début	Fin

Durée

Emplacement du corps

Devant	Derrière
Gauche	Droite

Sévérité

1	2	3	4	5	6	7	8	9	10

Début	Fin

Durée

Emplacement du corps

Devant	Derrière
Gauche	Droite

Sévérité

1	2	3	4	5	6	7	8	9	10

Autres symptômes	Déclencheurs	Mesures d'aide

Commentaires

Livre de bord de la douleur

Data :-		Lun	Mar	Mer	Jeu	Ven	Sam	Dim

Zone de douleur

Début	Fin
Durée	

Emplacement du corps	
Devant	Derrière
Gauche	Droite

Sévérité

1	2	3	4	5	6	7	8	9	10

Début	Fin
Durée	

Emplacement du corps	
Devant	Derrière
Gauche	Droite

Sévérité

1	2	3	4	5	6	7	8	9	10

Début	Fin
Durée	

Emplacement du corps	
Devant	Derrière
Gauche	Droite

Sévérité

1	2	3	4	5	6	7	8	9	10

L'énergie

☆ ☆ ☆ ☆ ☆

Activité

☆ ☆ ☆ ☆ ☆

Sommeil

☆ ☆ ☆ ☆ ☆

Autres symptômes	Déclencheurs	Mesures d'aide

Commentaires

Livre de bord de la douleur

Data :-		Lun	Mar	Mer	Jeu	Ven	Sam	Dim

Zone de douleur

Début	Fin

Durée

Emplacement du corps

Devant	Derrière
Gauche	Droite

Sévérité

1	2	3	4	5	6	7	8	9	10

Début	Fin

Durée

Emplacement du corps

Devant	Derrière
Gauche	Droite

Sévérité

1	2	3	4	5	6	7	8	9	10

Début	Fin

Durée

Emplacement du corps

Devant	Derrière
Gauche	Droite

Sévérité

1	2	3	4	5	6	7	8	9	10

L'énergie

☆ ☆ ☆ ☆ ☆

Activité

☆ ☆ ☆ ☆ ☆

Sommeil

☆ ☆ ☆ ☆ ☆

Autres symptômes	Déclencheurs	Mesures d'aide

Commentaires

Livre de bord de la douleur

Data :-		Lun	Mar	Mer	Jeu	Ven	Sam	Dim

Zone de douleur

Début	Fin
Durée	

Emplacement du corps

Devant	Derrière
Gauche	Droite

Sévérité

1	2	3	4	5	6	7	8	9	10

Début	Fin
Durée	

Emplacement du corps

Devant	Derrière
Gauche	Droite

Sévérité

1	2	3	4	5	6	7	8	9	10

Début	Fin
Durée	

Emplacement du corps

Devant	Derrière
Gauche	Droite

Sévérité

1	2	3	4	5	6	7	8	9	10

L'énergie

☆ ☆ ☆ ☆ ☆

Activité

☆ ☆ ☆ ☆ ☆

Sommeil

☆ ☆ ☆ ☆ ☆

Autres symptômes	Déclencheurs	Mesures d'aide

Commentaires

Livre de bord de la douleur

Data :-		Lun	Mar	Mer	Jeu	Ven	Sam	Dim

Zone de douleur

Début	Fin

Durée

Emplacement du corps

Devant	Derrière
Gauche	Droite

Sévérité

1	2	3	4	5	6	7	8	9	10

Début	Fin

Durée

Emplacement du corps

Devant	Derrière
Gauche	Droite

Sévérité

1	2	3	4	5	6	7	8	9	10

Début	Fin

Durée

Emplacement du corps

Devant	Derrière
Gauche	Droite

Sévérité

1	2	3	4	5	6	7	8	9	10

L'énergie

☆ ☆ ☆ ☆ ☆

Activité

☆ ☆ ☆ ☆ ☆

Sommeil

☆ ☆ ☆ ☆ ☆

Autres symptômes	Déclencheurs	Mesures d'aide

Commentaires

Livre de bord de la douleur

Data :-	Lun	Mar	Mer	Jeu	Ven	Sam	Dim

Zone de douleur

Début	Fin

Durée

Emplacement du corps

Devant	Derrière
Gauche	Droite

Sévérité

1	2	3	4	5	6	7	8	9	10

Début	Fin

Durée

Emplacement du corps

Devant	Derrière
Gauche	Droite

Sévérité

1	2	3	4	5	6	7	8	9	10

Début	Fin

Durée

Emplacement du corps

Devant	Derrière
Gauche	Droite

Sévérité

1	2	3	4	5	6	7	8	9	10

L'énergie

☆ ☆ ☆ ☆ ☆

Activité

☆ ☆ ☆ ☆ ☆

Sommeil

☆ ☆ ☆ ☆ ☆

Autres symptômes	Déclencheurs	Mesures d'aide

Commentaires

Livre de bord de la douleur

Data :-		Lun	Mar	Mer	Jeu	Ven	Sam	Dim

Zone de douleur

Début	Fin

Durée

Emplacement du corps

Devant	Derrière
Gauche	Droite

Sévérité

1	2	3	4	5	6	7	8	9	10

Début	Fin

Durée

Emplacement du corps

Devant	Derrière
Gauche	Droite

Sévérité

1	2	3	4	5	6	7	8	9	10

Début	Fin

Durée

Emplacement du corps

Devant	Derrière
Gauche	Droite

Sévérité

1	2	3	4	5	6	7	8	9	10

L'énergie

☆ ☆ ☆ ☆ ☆

Activité

☆ ☆ ☆ ☆ ☆

Sommeil

☆ ☆ ☆ ☆ ☆

Autres symptômes	Déclencheurs	Mesures d'aide

Commentaires

Livre de bord de la douleur

Data :-		Lun	Mar	Mer	Jeu	Ven	Sam	Dim

Zone de douleur

Début	Fin

Durée

Emplacement du corps

Devant	Derrière
Gauche	Droite

Sévérité									
1	2	3	4	5	6	7	8	9	10

Début	Fin

Durée

Emplacement du corps

Devant	Derrière
Gauche	Droite

Sévérité									
1	2	3	4	5	6	7	8	9	10

Début	Fin

Durée

Emplacement du corps

Devant	Derrière
Gauche	Droite

Sévérité									
1	2	3	4	5	6	7	8	9	10

L'énergie

☆ ☆ ☆ ☆ ☆

Activité

☆ ☆ ☆ ☆ ☆

Sommeil

☆ ☆ ☆ ☆ ☆

Autres symptômes	Déclencheurs	Mesures d'aide

Commentaires

Livre de bord de la douleur

Data :-

Lun	Mar	Mer	Jeu	Ven	Sam	Dim

Zone de douleur

Début	Fin

Durée

Emplacement du corps		
Devant		Derrière
Gauche		Droite

Sévérité

1	2	3	4	5	6	7	8	9	10

Début	Fin

Durée

Emplacement du corps		
Devant		Derrière
Gauche		Droite

Sévérité

1	2	3	4	5	6	7	8	9	10

Début	Fin

Durée

Emplacement du corps		
Devant		Derrière
Gauche		Droite

Sévérité

1	2	3	4	5	6	7	8	9	10

L'énergie

☆ ☆ ☆ ☆ ☆

Activité

☆ ☆ ☆ ☆ ☆

Sommeil

☆ ☆ ☆ ☆ ☆

Autres symptômes	Déclencheurs	Mesures d'aide

Commentaires

Livre de bord de la douleur

Data :-		Lun	Mar	Mer	Jeu	Ven	Sam	Dim

Zone de douleur

Début	Fin

Durée	

Emplacement du corps

Devant	Derrière
Gauche	Droite

Sévérité									
1	2	3	4	5	6	7	8	9	10

Début	Fin

Durée	

Emplacement du corps

Devant	Derrière
Gauche	Droite

Sévérité									
1	2	3	4	5	6	7	8	9	10

Début	Fin

Durée	

Emplacement du corps

Devant	Derrière
Gauche	Droite

Sévérité									
1	2	3	4	5	6	7	8	9	10

L'énergie
☆ ☆ ☆ ☆ ☆

Activité
☆ ☆ ☆ ☆ ☆

Sommeil
☆ ☆ ☆ ☆ ☆

Autres symptômes	Déclencheurs	Mesures d'aide

Commentaires

Livre de bord de la douleur

Data :-		Lun	Mar	Mer	Jeu	Ven	Sam	Dim

Zone de douleur

Début	Fin

Durée

Emplacement du corps

Devant	Derrière
Gauche	Droite

Sévérité

1	2	3	4	5	6	7	8	9	10

Début	Fin

Durée

Emplacement du corps

Devant	Derrière
Gauche	Droite

Sévérité

1	2	3	4	5	6	7	8	9	10

Début	Fin

Durée

Emplacement du corps

Devant	Derrière
Gauche	Droite

Sévérité

1	2	3	4	5	6	7	8	9	10

L'énergie

☆ ☆ ☆ ☆ ☆

Activité

☆ ☆ ☆ ☆ ☆

Sommeil

☆ ☆ ☆ ☆ ☆

Autres symptômes	Déclencheurs	Mesures d'aide

Commentaires

Livre de bord de la douleur

Data :-		Lun	Mar	Mer	Jeu	Ven	Sam	Dim

Zone de douleur

Début	Fin

Durée

Emplacement du corps

Devant	Derrière
Gauche	Droite

Sévérité

1	2	3	4	5	6	7	8	9	10

Début	Fin

Durée

Emplacement du corps

Devant	Derrière
Gauche	Droite

Sévérité

1	2	3	4	5	6	7	8	9	10

Début	Fin

Durée

Emplacement du corps

Devant	Derrière
Gauche	Droite

Sévérité

1	2	3	4	5	6	7	8	9	10

L'énergie

☆ ☆ ☆ ☆ ☆

Activité

☆ ☆ ☆ ☆ ☆

Sommeil

☆ ☆ ☆ ☆ ☆

Autres symptômes	Déclencheurs	Mesures d'aide

Commentaires

Livre de bord de la douleur

Data :-		Lun	Mar	Mer	Jeu	Ven	Sam	Dim

Zone de douleur

Début	Fin
Durée	

Emplacement du corps

Devant	Derrière
Gauche	Droite

Sévérité

1	2	3	4	5	6	7	8	9	10

Début	Fin
Durée	

Emplacement du corps

Devant	Derrière
Gauche	Droite

Sévérité

1	2	3	4	5	6	7	8	9	10

Début	Fin
Durée	

Emplacement du corps

Devant	Derrière
Gauche	Droite

Sévérité

1	2	3	4	5	6	7	8	9	10

L'énergie

☆ ☆ ☆ ☆ ☆

Activité

☆ ☆ ☆ ☆ ☆

Sommeil

☆ ☆ ☆ ☆ ☆

Autres symptômes	Déclencheurs	Mesures d'aide

Commentaires

Livre de bord de la douleur

Data :-		Lun	Mar	Mer	Jeu	Ven	Sam	Dim

Zone de douleur

L'énergie
☆ ☆ ☆ ☆ ☆

Activité
☆ ☆ ☆ ☆ ☆

Sommeil
☆ ☆ ☆ ☆ ☆

Début	Fin

Durée

Emplacement du corps

Devant	Derrière
Gauche	Droite

Sévérité
1	2	3	4	5	6	7	8	9	10

Début	Fin

Durée

Emplacement du corps

Devant	Derrière
Gauche	Droite

Sévérité
1	2	3	4	5	6	7	8	9	10

Début	Fin

Durée

Emplacement du corps

Devant	Derrière
Gauche	Droite

Sévérité
1	2	3	4	5	6	7	8	9	10

Autres symptômes	Déclencheurs	Mesures d'aide

Commentaires

Livre de bord de la douleur

Data :-		Lun	Mar	Mer	Jeu	Ven	Sam	Dim

Zone de douleur

Début	Fin

Durée	

Emplacement du corps

Devant	Derrière
Gauche	Droite

Sévérité

1	2	3	4	5	6	7	8	9	10

Début	Fin

Durée	

Emplacement du corps

Devant	Derrière
Gauche	Droite

Sévérité

1	2	3	4	5	6	7	8	9	10

Début	Fin

Durée	

Emplacement du corps

Devant	Derrière
Gauche	Droite

Sévérité

1	2	3	4	5	6	7	8	9	10

L'énergie
☆ ☆ ☆ ☆ ☆

Activité
☆ ☆ ☆ ☆ ☆

Sommeil
☆ ☆ ☆ ☆ ☆

Autres symptômes	Déclencheurs	Mesures d'aide

Commentaires

Livre de bord de la douleur

Data :-		Lun	Mar	Mer	Jeu	Ven	Sam	Dim

Zone de douleur

Début	Fin

Durée		

Emplacement du corps

Devant	Derrière
Gauche	Droite

Sévérité

1	2	3	4	5	6	7	8	9	10

Début	Fin

Durée		

Emplacement du corps

Devant	Derrière
Gauche	Droite

Sévérité

1	2	3	4	5	6	7	8	9	10

Début	Fin

Durée		

Emplacement du corps

Devant	Derrière
Gauche	Droite

Sévérité

1	2	3	4	5	6	7	8	9	10

L'énergie

☆ ☆ ☆ ☆ ☆

Activité

☆ ☆ ☆ ☆ ☆

Sommeil

☆ ☆ ☆ ☆ ☆

Autres symptômes	Déclencheurs	Mesures d'aide

Commentaires

Livre de bord de la douleur

Data :-		Lun	Mar	Mer	Jeu	Ven	Sam	Dim

Zone de douleur

Début	Fin

Durée

Emplacement du corps

Devant	Derrière
Gauche	Droite

Sévérité

1	2	3	4	5	6	7	8	9	10

Début	Fin

Durée

Emplacement du corps

Devant	Derrière
Gauche	Droite

Sévérité

1	2	3	4	5	6	7	8	9	10

Début	Fin

Durée

Emplacement du corps

Devant	Derrière
Gauche	Droite

Sévérité

1	2	3	4	5	6	7	8	9	10

L'énergie

☆ ☆ ☆ ☆ ☆

Activité

☆ ☆ ☆ ☆ ☆

Sommeil

☆ ☆ ☆ ☆ ☆

Autres symptômes	Déclencheurs	Mesures d'aide

Commentaires

Livre de bord de la douleur

Data :-		Lun	Mar	Mer	Jeu	Ven	Sam	Dim

Zone de douleur

Début	Fin
Durée	

Emplacement du corps

Devant	**Derrière**
Gauche	**Droite**

Sévérité

1	2	3	4	5	6	7	8	9	10

Début	Fin
Durée	

Emplacement du corps

Devant	**Derrière**
Gauche	**Droite**

Sévérité

1	2	3	4	5	6	7	8	9	10

Début	Fin
Durée	

Emplacement du corps

Devant	**Derrière**
Gauche	**Droite**

Sévérité

1	2	3	4	5	6	7	8	9	10

L'énergie

☆ ☆ ☆ ☆ ☆

Activité

☆ ☆ ☆ ☆ ☆

Sommeil

☆ ☆ ☆ ☆ ☆

Autres symptômes	Déclencheurs	Mesures d'aide

Commentaires

Livre de bord de la douleur

Data :-		Lun	Mar	Mer	Jeu	Ven	Sam	Dim

Zone de douleur

L'énergie
☆ ☆ ☆ ☆ ☆

Activité
☆ ☆ ☆ ☆ ☆

Sommeil
☆ ☆ ☆ ☆ ☆

Début	Fin

Durée	

Emplacement du corps	
Devant	Derrière
Gauche	Droite

Sévérité

1	2	3	4	5	6	7	8	9	10

Début	Fin

Durée	

Emplacement du corps	
Devant	Derrière
Gauche	Droite

Sévérité

1	2	3	4	5	6	7	8	9	10

Début	Fin

Durée	

Emplacement du corps	
Devant	Derrière
Gauche	Droite

Sévérité

1	2	3	4	5	6	7	8	9	10

Autres symptômes	Déclencheurs	Mesures d'aide

Commentaires

Livre de bord de la douleur

Data :-		Lun	Mar	Mer	Jeu	Ven	Sam	Dim

Zone de douleur

Début	Fin

Durée

Emplacement du corps

Devant	Derrière
Gauche	Droite

Sévérité

1	2	3	4	5	6	7	8	9	10

Début	Fin

Durée

Emplacement du corps

Devant	Derrière
Gauche	Droite

Sévérité

1	2	3	4	5	6	7	8	9	10

Début	Fin

Durée

Emplacement du corps

Devant	Derrière
Gauche	Droite

Sévérité

1	2	3	4	5	6	7	8	9	10

L'énergie

☆ ☆ ☆ ☆ ☆

Activité

☆ ☆ ☆ ☆ ☆

Sommeil

☆ ☆ ☆ ☆ ☆

Autres symptômes	Déclencheurs	Mesures d'aide

Commentaires

Livre de bord de la douleur

Data :-	Lun	Mar	Mer	Jeu	Ven	Sam	Dim

Zone de douleur

Début	Fin

Durée

Emplacement du corps

Devant	Derrière
Gauche	Droite

Sévérité

1	2	3	4	5	6	7	8	9	10

Début	Fin

Durée

Emplacement du corps

Devant	Derrière
Gauche	Droite

Sévérité

1	2	3	4	5	6	7	8	9	10

Début	Fin

Durée

Emplacement du corps

Devant	Derrière
Gauche	Droite

Sévérité

1	2	3	4	5	6	7	8	9	10

L'énergie

☆ ☆ ☆ ☆ ☆

Activité

☆ ☆ ☆ ☆ ☆

Sommeil

☆ ☆ ☆ ☆ ☆

Autres symptômes	Déclencheurs	Mesures d'aide

Commentaires

Livre de bord de la douleur

Data :-		Lun	Mar	Mer	Jeu	Ven	Sam	Dim

Zone de douleur

L'énergie
☆ ☆ ☆ ☆ ☆

Activité
☆ ☆ ☆ ☆ ☆

Sommeil
☆ ☆ ☆ ☆ ☆

Début	Fin
Durée	

Emplacement du corps	
Devant	Derrière
Gauche	Droite

Sévérité

1	2	3	4	5	6	7	8	9	10

Début	Fin
Durée	

Emplacement du corps	
Devant	Derrière
Gauche	Droite

Sévérité

1	2	3	4	5	6	7	8	9	10

Début	Fin
Durée	

Emplacement du corps	
Devant	Derrière
Gauche	Droite

Sévérité

1	2	3	4	5	6	7	8	9	10

Autres symptômes	Déclencheurs	Mesures d'aide

Commentaires

Livre de bord de la douleur

Data :-		Lun	Mar	Mer	Jeu	Ven	Sam	Dim

Zone de douleur

L'énergie
☆ ☆ ☆ ☆ ☆

Activité
☆ ☆ ☆ ☆ ☆

Sommeil
☆ ☆ ☆ ☆ ☆

Début	Fin

Durée

Emplacement du corps	
Devant	Derrière
Gauche	Droite

Sévérité

1	2	3	4	5	6	7	8	9	10

Début	Fin

Durée

Emplacement du corps	
Devant	Derrière
Gauche	Droite

Sévérité

1	2	3	4	5	6	7	8	9	10

Début	Fin

Durée

Emplacement du corps	
Devant	Derrière
Gauche	Droite

Sévérité

1	2	3	4	5	6	7	8	9	10

Autres symptômes	Déclencheurs	Mesures d'aide

Commentaires

Livre de bord de la douleur

Data :-		Lun	Mar	Mer	Jeu	Ven	Sam	Dim

Zone de douleur

Début	Fin

Durée

Emplacement du corps

Devant	Derrière
Gauche	Droite

Sévérité

1	2	3	4	5	6	7	8	9	10

Début	Fin

Durée

Emplacement du corps

Devant	Derrière
Gauche	Droite

Sévérité

1	2	3	4	5	6	7	8	9	10

Début	Fin

Durée

Emplacement du corps

Devant	Derrière
Gauche	Droite

Sévérité

1	2	3	4	5	6	7	8	9	10

L'énergie

☆ ☆ ☆ ☆ ☆

Activité

☆ ☆ ☆ ☆ ☆

Sommeil

☆ ☆ ☆ ☆ ☆

Autres symptômes	Déclencheurs	Mesures d'aide

Commentaires

Livre de bord de la douleur

Data :-		Lun	Mar	Mer	Jeu	Ven	Sam	Dim

Zone de douleur

Début	Fin

Durée

Emplacement du corps

Devant	Derrière
Gauche	Droite

Sévérité

1	2	3	4	5	6	7	8	9	10

Début	Fin

Durée

Emplacement du corps

Devant	Derrière
Gauche	Droite

Sévérité

1	2	3	4	5	6	7	8	9	10

Début	Fin

Durée

Emplacement du corps

Devant	Derrière
Gauche	Droite

Sévérité

1	2	3	4	5	6	7	8	9	10

L'énergie

☆ ☆ ☆ ☆ ☆

Activité

☆ ☆ ☆ ☆ ☆

Sommeil

☆ ☆ ☆ ☆ ☆

Autres symptômes	Déclencheurs	Mesures d'aide

Commentaires

Livre de bord de la douleur

Data :-		Lun	Mar	Mer	Jeu	Ven	Sam	Dim

Zone de douleur

Début	Fin
Durée	

Emplacement du corps

Devant	Derrière
Gauche	Droite

Sévérité

1	2	3	4	5	6	7	8	9	10

Début	Fin
Durée	

Emplacement du corps

Devant	Derrière
Gauche	Droite

Sévérité

1	2	3	4	5	6	7	8	9	10

Début	Fin
Durée	

Emplacement du corps

Devant	Derrière
Gauche	Droite

Sévérité

1	2	3	4	5	6	7	8	9	10

L'énergie

☆ ☆ ☆ ☆ ☆

Activité

☆ ☆ ☆ ☆ ☆

Sommeil

☆ ☆ ☆ ☆ ☆

Autres symptômes	Déclencheurs	Mesures d'aide

Commentaires

Livre de bord de la douleur

Data :-		Lun	Mar	Mer	Jeu	Ven	Sam	Dim

Zone de douleur

L'énergie
☆ ☆ ☆ ☆ ☆

Activité
☆ ☆ ☆ ☆ ☆

Sommeil
☆ ☆ ☆ ☆ ☆

Début	Fin

Durée	

Emplacement du corps	
Devant	Derrière
Gauche	Droite

Sévérité									
1	2	3	4	5	6	7	8	9	10

Début	Fin

Durée	

Emplacement du corps	
Devant	Derrière
Gauche	Droite

Sévérité									
1	2	3	4	5	6	7	8	9	10

Début	Fin

Durée	

Emplacement du corps	
Devant	Derrière
Gauche	Droite

Sévérité									
1	2	3	4	5	6	7	8	9	10

Autres symptômes	Déclencheurs	Mesures d'aide

Commentaires

Livre de bord de la douleur

Data :- | **Lun** | **Mar** | **Mer** | **Jeu** | **Ven** | **Sam** | **Dim**

Zone de douleur

Début	Fin
Durée	

Emplacement du corps

Devant	Derrière
Gauche	Droite

Sévérité

1	2	3	4	5	6	7	8	9	10

Début	Fin
Durée	

Emplacement du corps

Devant	Derrière
Gauche	Droite

Sévérité

1	2	3	4	5	6	7	8	9	10

Début	Fin
Durée	

Emplacement du corps

Devant	Derrière
Gauche	Droite

Sévérité

1	2	3	4	5	6	7	8	9	10

L'énergie

☆ ☆ ☆ ☆ ☆

Activité

☆ ☆ ☆ ☆ ☆

Sommeil

☆ ☆ ☆ ☆ ☆

Autres symptômes	Déclencheurs	Mesures d'aide

Commentaires

Livre de bord de la douleur

Data :-		Lun	Mar	Mer	Jeu	Ven	Sam	Dim

Zone de douleur

Début	Fin	Emplacement du corps	
Durée		Devant	Derrière
		Gauche	Droite

Sévérité

1	2	3	4	5	6	7	8	9	10

Début	Fin	Emplacement du corps	
Durée		Devant	Derrière
		Gauche	Droite

Sévérité

1	2	3	4	5	6	7	8	9	10

Début	Fin	Emplacement du corps	
Durée		Devant	Derrière
		Gauche	Droite

Sévérité

1	2	3	4	5	6	7	8	9	10

L'énergie

☆ ☆ ☆ ☆ ☆

Activité

☆ ☆ ☆ ☆ ☆

Sommeil

☆ ☆ ☆ ☆ ☆

Autres symptômes	Déclencheurs	Mesures d'aide

Commentaires

Livre de bord de la douleur

Data :-		Lun	Mar	Mer	Jeu	Ven	Sam	Dim

Zone de douleur

Début	Fin
Durée	

Emplacement du corps

Devant	Derrière
Gauche	Droite

Sévérité

1	2	3	4	5	6	7	8	9	10

Début	Fin
Durée	

Emplacement du corps

Devant	Derrière
Gauche	Droite

Sévérité

1	2	3	4	5	6	7	8	9	10

Début	Fin
Durée	

Emplacement du corps

Devant	Derrière
Gauche	Droite

Sévérité

1	2	3	4	5	6	7	8	9	10

L'énergie

☆ ☆ ☆ ☆ ☆

Activité

☆ ☆ ☆ ☆ ☆

Sommeil

☆ ☆ ☆ ☆ ☆

Autres symptômes	Déclencheurs	Mesures d'aide

Commentaires

Livre de bord de la douleur

Data :-		Lun	Mar	Mer	Jeu	Ven	Sam	Dim

Zone de douleur

Début	Fin	Emplacement du corps
Durée		Devant	Derrière
		Gauche	Droite

Sévérité

1	2	3	4	5	6	7	8	9	10

Début	Fin	Emplacement du corps
Durée		Devant	Derrière
		Gauche	Droite

Sévérité

1	2	3	4	5	6	7	8	9	10

Début	Fin	Emplacement du corps
Durée		Devant	Derrière
		Gauche	Droite

Sévérité

1	2	3	4	5	6	7	8	9	10

L'énergie

☆ ☆ ☆ ☆ ☆

Activité

☆ ☆ ☆ ☆ ☆

Sommeil

☆ ☆ ☆ ☆ ☆

Autres symptômes	Déclencheurs	Mesures d'aide

Commentaires

Livre de bord de la douleur

Data :-			Lun	Mar	Mer	Jeu	Ven	Sam	Dim

Zone de douleur

Début	Fin
Durée	

Emplacement du corps

Devant	Derrière
Gauche	Droite

Sévérité

1	2	3	4	5	6	7	8	9	10

Début	Fin
Durée	

Emplacement du corps

Devant	Derrière
Gauche	Droite

Sévérité

1	2	3	4	5	6	7	8	9	10

Début	Fin
Durée	

Emplacement du corps

Devant	Derrière
Gauche	Droite

Sévérité

1	2	3	4	5	6	7	8	9	10

L'énergie

☆ ☆ ☆ ☆ ☆

Activité

☆ ☆ ☆ ☆ ☆

Sommeil

☆ ☆ ☆ ☆ ☆

Autres symptômes	Déclencheurs	Mesures d'aide

Commentaires

Livre de bord de la douleur

Data :-		Lun	Mar	Mer	Jeu	Ven	Sam	Dim

Zone de douleur

Début	Fin	Emplacement du corps	
Durée		Devant	Derrière
		Gauche	Droite

Sévérité

1	2	3	4	5	6	7	8	9	10

Début	Fin	Emplacement du corps	
Durée		Devant	Derrière
		Gauche	Droite

Sévérité

1	2	3	4	5	6	7	8	9	10

Début	Fin	Emplacement du corps	
Durée		Devant	Derrière
		Gauche	Droite

Sévérité

1	2	3	4	5	6	7	8	9	10

L'énergie

☆ ☆ ☆ ☆ ☆

Activité

☆ ☆ ☆ ☆ ☆

Sommeil

☆ ☆ ☆ ☆ ☆

Autres symptômes	Déclencheurs	Mesures d'aide

Commentaires

Livre de bord de la douleur

Data :-		Lun	Mar	Mer	Jeu	Ven	Sam	Dim

Zone de douleur

Début	Fin
Durée	

Emplacement du corps	
Devant	Derrière
Gauche	Droite

Sévérité									
1	2	3	4	5	6	7	8	9	10

Début	Fin
Durée	

Emplacement du corps	
Devant	Derrière
Gauche	Droite

Sévérité									
1	2	3	4	5	6	7	8	9	10

Début	Fin
Durée	

Emplacement du corps	
Devant	Derrière
Gauche	Droite

Sévérité									
1	2	3	4	5	6	7	8	9	10

L'énergie

☆ ☆ ☆ ☆ ☆

Activité

☆ ☆ ☆ ☆ ☆

Sommeil

☆ ☆ ☆ ☆ ☆

Autres symptômes	Déclencheurs	Mesures d'aide

Commentaires

Livre de bord de la douleur

Data :-		Lun	Mar	Mer	Jeu	Ven	Sam	Dim

Zone de douleur

Début	Fin

Durée	

Emplacement du corps

Devant	Derrière
Gauche	Droite

Sévérité

1	2	3	4	5	6	7	8	9	10

Début	Fin

Durée	

Emplacement du corps

Devant	Derrière
Gauche	Droite

Sévérité

1	2	3	4	5	6	7	8	9	10

Début	Fin

Durée	

Emplacement du corps

Devant	Derrière
Gauche	Droite

Sévérité

1	2	3	4	5	6	7	8	9	10

L'énergie

☆ ☆ ☆ ☆ ☆

Activité

☆ ☆ ☆ ☆ ☆

Sommeil

☆ ☆ ☆ ☆ ☆

Autres symptômes	Déclencheurs	Mesures d'aide

Commentaires

Livre de bord de la douleur

Data :-		Lun	Mar	Mer	Jeu	Ven	Sam	Dim

Zone de douleur

L'énergie
☆ ☆ ☆ ☆ ☆
Activité
☆ ☆ ☆ ☆ ☆
Sommeil
☆ ☆ ☆ ☆ ☆

Début	Fin
Durée	

Emplacement du corps	
Devant	Derrière
Gauche	Droite

Sévérité									
1	2	3	4	5	6	7	8	9	10

Début	Fin
Durée	

Emplacement du corps	
Devant	Derrière
Gauche	Droite

Sévérité									
1	2	3	4	5	6	7	8	9	10

Début	Fin
Durée	

Emplacement du corps	
Devant	Derrière
Gauche	Droite

Sévérité									
1	2	3	4	5	6	7	8	9	10

Autres symptômes	Déclencheurs	Mesures d'aide

Commentaires

Livre de bord de la douleur

Data :-		Lun	Mar	Mer	Jeu	Ven	Sam	Dim

Zone de douleur

Début	Fin

Durée

Emplacement du corps

Devant	Derrière
Gauche	Droite

Sévérité

1	2	3	4	5	6	7	8	9	10

Début	Fin

Durée

Emplacement du corps

Devant	Derrière
Gauche	Droite

Sévérité

1	2	3	4	5	6	7	8	9	10

Début	Fin

Durée

Emplacement du corps

Devant	Derrière
Gauche	Droite

Sévérité

1	2	3	4	5	6	7	8	9	10

L'énergie

☆ ☆ ☆ ☆ ☆

Activité

☆ ☆ ☆ ☆ ☆

Sommeil

☆ ☆ ☆ ☆ ☆

Autres symptômes	Déclencheurs	Mesures d'aide

Commentaires

Livre de bord de la douleur

Data :-		Lun	Mar	Mer	Jeu	Ven	Sam	Dim

Zone de douleur

L'énergie
☆ ☆ ☆ ☆ ☆

Activité
☆ ☆ ☆ ☆ ☆

Sommeil
☆ ☆ ☆ ☆ ☆

Début	Fin
Durée	

Emplacement du corps	
Devant	Derrière
Gauche	Droite

Sévérité

1	2	3	4	5	6	7	8	9	10

Début	Fin
Durée	

Emplacement du corps	
Devant	Derrière
Gauche	Droite

Sévérité

1	2	3	4	5	6	7	8	9	10

Début	Fin
Durée	

Emplacement du corps	
Devant	Derrière
Gauche	Droite

Sévérité

1	2	3	4	5	6	7	8	9	10

Autres symptômes	Déclencheurs	Mesures d'aide

Commentaires

Livre de bord de la douleur

Data :-		Lun	Mar	Mer	Jeu	Ven	Sam	Dim

Zone de douleur

Début	Fin

Durée

Emplacement du corps

Devant	Derrière
Gauche	Droite

Sévérité

1	2	3	4	5	6	7	8	9	10

Début	Fin

Durée

Emplacement du corps

Devant	Derrière
Gauche	Droite

Sévérité

1	2	3	4	5	6	7	8	9	10

Début	Fin

Durée

Emplacement du corps

Devant	Derrière
Gauche	Droite

Sévérité

1	2	3	4	5	6	7	8	9	10

L'énergie

☆ ☆ ☆ ☆ ☆

Activité

☆ ☆ ☆ ☆ ☆

Sommeil

☆ ☆ ☆ ☆ ☆

Autres symptômes	Déclencheurs	Mesures d'aide

Commentaires

Livre de bord de la douleur

Data :-		Lun	Mar	Mer	Jeu	Ven	Sam	Dim

Zone de douleur

Début	Fin
Durée	

Emplacement du corps	
Devant	Derrière
Gauche	Droite

Sévérité									
1	2	3	4	5	6	7	8	9	10

Début	Fin
Durée	

Emplacement du corps	
Devant	Derrière
Gauche	Droite

Sévérité									
1	2	3	4	5	6	7	8	9	10

Début	Fin
Durée	

Emplacement du corps	
Devant	Derrière
Gauche	Droite

Sévérité									
1	2	3	4	5	6	7	8	9	10

L'énergie

☆ ☆ ☆ ☆ ☆

Activité

☆ ☆ ☆ ☆ ☆

Sommeil

☆ ☆ ☆ ☆ ☆

Autres symptômes	Déclencheurs	Mesures d'aide

Commentaires

Livre de bord de la douleur

Data :-		Lun	Mar	Mer	Jeu	Ven	Sam	Dim

Zone de douleur

Début	Fin
Durée	

Emplacement du corps

Devant	Derrière
Gauche	Droite

Sévérité

1	2	3	4	5	6	7	8	9	10

Début	Fin
Durée	

Emplacement du corps

Devant	Derrière
Gauche	Droite

Sévérité

1	2	3	4	5	6	7	8	9	10

Début	Fin
Durée	

Emplacement du corps

Devant	Derrière
Gauche	Droite

Sévérité

1	2	3	4	5	6	7	8	9	10

L'énergie

☆ ☆ ☆ ☆ ☆

Activité

☆ ☆ ☆ ☆ ☆

Sommeil

☆ ☆ ☆ ☆ ☆

Autres symptômes	Déclencheurs	Mesures d'aide

Commentaires

Livre de bord de la douleur

Data :-		Lun	Mar	Mer	Jeu	Ven	Sam	Dim

Zone de douleur

Début	Fin

Durée

Emplacement du corps

Devant	Derrière
Gauche	Droite

Sévérité

1	2	3	4	5	6	7	8	9	10

Début	Fin

Durée

Emplacement du corps

Devant	Derrière
Gauche	Droite

Sévérité

1	2	3	4	5	6	7	8	9	10

Début	Fin

Durée

Emplacement du corps

Devant	Derrière
Gauche	Droite

Sévérité

1	2	3	4	5	6	7	8	9	10

L'énergie

☆ ☆ ☆ ☆ ☆

Activité

☆ ☆ ☆ ☆ ☆

Sommeil

☆ ☆ ☆ ☆ ☆

Autres symptômes	Déclencheurs	Mesures d'aide

Commentaires

Livre de bord de la douleur

Data :-		Lun	Mar	Mer	Jeu	Ven	Sam	Dim

Zone de douleur

Début	Fin

Durée	

Emplacement du corps

Devant	Derrière
Gauche	Droite

Sévérité

1	2	3	4	5	6	7	8	9	10

Début	Fin

Durée	

Emplacement du corps

Devant	Derrière
Gauche	Droite

Sévérité

1	2	3	4	5	6	7	8	9	10

Début	Fin

Durée	

Emplacement du corps

Devant	Derrière
Gauche	Droite

Sévérité

1	2	3	4	5	6	7	8	9	10

L'énergie

☆ ☆ ☆ ☆ ☆

Activité

☆ ☆ ☆ ☆ ☆

Sommeil

☆ ☆ ☆ ☆ ☆

Autres symptômes	Déclencheurs	Mesures d'aide

Commentaires

Livre de bord de la douleur

Data :-		Lun	Mar	Mer	Jeu	Ven	Sam	Dim

Zone de douleur

L'énergie
☆ ☆ ☆ ☆ ☆
Activité
☆ ☆ ☆ ☆ ☆
Sommeil
☆ ☆ ☆ ☆ ☆

Début	Fin
Durée	

Emplacement du corps	
Devant	Derrière
Gauche	Droite

Sévérité									
1	2	3	4	5	6	7	8	9	10

Début	Fin
Durée	

Emplacement du corps	
Devant	Derrière
Gauche	Droite

Sévérité									
1	2	3	4	5	6	7	8	9	10

Début	Fin
Durée	

Emplacement du corps	
Devant	Derrière
Gauche	Droite

Sévérité									
1	2	3	4	5	6	7	8	9	10

Autres symptômes	Déclencheurs	Mesures d'aide

Commentaires

Livre de bord de la douleur

Data :-		Lun	Mar	Mer	Jeu	Ven	Sam	Dim

Zone de douleur

Début	Fin

Durée

Emplacement du corps

Devant	Derrière
Gauche	Droite

Sévérité

1	2	3	4	5	6	7	8	9	10

Début	Fin

Durée

Emplacement du corps

Devant	Derrière
Gauche	Droite

Sévérité

1	2	3	4	5	6	7	8	9	10

Début	Fin

Durée

Emplacement du corps

Devant	Derrière
Gauche	Droite

Sévérité

1	2	3	4	5	6	7	8	9	10

L'énergie

☆ ☆ ☆ ☆ ☆

Activité

☆ ☆ ☆ ☆ ☆

Sommeil

☆ ☆ ☆ ☆ ☆

Autres symptômes	Déclencheurs	Mesures d'aide

Commentaires

Livre de bord de la douleur

Data :-		Lun	Mar	Mer	Jeu	Ven	Sam	Dim

Zone de douleur

Début	Fin
Durée	

Emplacement du corps	
Devant	Derrière
Gauche	Droite

Sévérité									
1	2	3	4	5	6	7	8	9	10

Début	Fin
Durée	

Emplacement du corps	
Devant	Derrière
Gauche	Droite

Sévérité									
1	2	3	4	5	6	7	8	9	10

Début	Fin
Durée	

Emplacement du corps	
Devant	Derrière
Gauche	Droite

Sévérité									
1	2	3	4	5	6	7	8	9	10

L'énergie

☆ ☆ ☆ ☆ ☆

Activité

☆ ☆ ☆ ☆ ☆

Sommeil

☆ ☆ ☆ ☆ ☆

Autres symptômes	Déclencheurs	Mesures d'aide

Commentaires

Livre de bord de la douleur

Data :-		Lun	Mar	Mer	Jeu	Ven	Sam	Dim

Zone de douleur

Début	Fin		Emplacement du corps	
			Devant	Derrière
Durée			Gauche	Droite

Sévérité

1	2	3	4	5	6	7	8	9	10

Début	Fin		Emplacement du corps	
			Devant	Derrière
Durée			Gauche	Droite

Sévérité

1	2	3	4	5	6	7	8	9	10

Début	Fin		Emplacement du corps	
			Devant	Derrière
Durée			Gauche	Droite

Sévérité

1	2	3	4	5	6	7	8	9	10

L'énergie

☆ ☆ ☆ ☆ ☆

Activité

☆ ☆ ☆ ☆ ☆

Sommeil

☆ ☆ ☆ ☆ ☆

Autres symptômes	Déclencheurs	Mesures d'aide

Commentaires

Livre de bord de la douleur

Data :-		Lun	Mar	Mer	Jeu	Ven	Sam	Dim

Zone de douleur

L'énergie
☆ ☆ ☆ ☆ ☆
Activité
☆ ☆ ☆ ☆ ☆
Sommeil
☆ ☆ ☆ ☆ ☆

Début	Fin
Durée	

Emplacement du corps	
Devant	Derrière
Gauche	Droite

Sévérité

1	2	3	4	5	6	7	8	9	10

Début	Fin
Durée	

Emplacement du corps	
Devant	Derrière
Gauche	Droite

Sévérité

1	2	3	4	5	6	7	8	9	10

Début	Fin
Durée	

Emplacement du corps	
Devant	Derrière
Gauche	Droite

Sévérité

1	2	3	4	5	6	7	8	9	10

Autres symptômes	Déclencheurs	Mesures d'aide

Commentaires

Livre de bord de la douleur

Data :-		Lun	Mar	Mer	Jeu	Ven	Sam	Dim

Zone de douleur

Début	Fin

Durée

Emplacement du corps

Devant	Derrière
Gauche	Droite

Sévérité

1	2	3	4	5	6	7	8	9	10

Début	Fin

Durée

Emplacement du corps

Devant	Derrière
Gauche	Droite

Sévérité

1	2	3	4	5	6	7	8	9	10

Début	Fin

Durée

Emplacement du corps

Devant	Derrière
Gauche	Droite

Sévérité

1	2	3	4	5	6	7	8	9	10

L'énergie

☆ ☆ ☆ ☆ ☆

Activité

☆ ☆ ☆ ☆ ☆

Sommeil

☆ ☆ ☆ ☆ ☆

Autres symptômes	Déclencheurs	Mesures d'aide

Commentaires

Livre de bord de la douleur

Data :-		Lun	Mar	Mer	Jeu	Ven	Sam	Dim

Zone de douleur

Début	Fin		Emplacement du corps	
Durée			Devant	Derrière
			Gauche	Droite

Sévérité

1	2	3	4	5	6	7	8	9	10

Début	Fin		Emplacement du corps	
Durée			Devant	Derrière
			Gauche	Droite

Sévérité

1	2	3	4	5	6	7	8	9	10

Début	Fin		Emplacement du corps	
Durée			Devant	Derrière
			Gauche	Droite

Sévérité

1	2	3	4	5	6	7	8	9	10

L'énergie

☆ ☆ ☆ ☆ ☆

Activité

☆ ☆ ☆ ☆ ☆

Sommeil

☆ ☆ ☆ ☆ ☆

Autres symptômes	Déclencheurs	Mesures d'aide

Commentaires

www.ingramcontent.com/pod-product-compliance
Lightning Source LLC
LaVergne TN
LVHW020342200726
843507LV00012B/2454